JN070860

出生前診断と選択的中絶のケア

日常診療で妊婦・家族ときちんと向き合うための基本がわかる

宮城県立こども病院 産科 部長
東北大学大学院 医学系研究科先進成育医学講座胎児医学分野 教授
室月 淳

MC メディカ出版

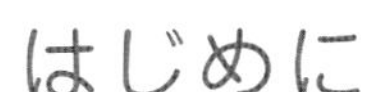

はじめに

2013年4月、いわゆる新型出生前診断（non-invasive prenatal genetic testing；NIPT）が開始され、新聞やテレビなどで大きく報道されました。そのためか、医療施設において妊婦さんや妊娠を望む女性から出生前診断について聞かれたり、あるいは実際に検査を受けたいと希望されたりすることが多くなってきました。一般的な出生前診断のニーズが高まってきているのを肌で感じます。

高齢であることを心配したり、上の子どもが何らかの病気をもっていたりして、実際に妊娠した後で妊婦さんが不安を感じるのは、ある意味当然のことかもしれません。それに対して医療者側も真摯に対応する必要があります。「最近の出生前診断については詳しくないから」とか、「『命の選別』につながる羊水検査には個人的にあまり賛成できないから」といった、いわば突き放すような対応は望ましくありません。

日常診療の中で看護師や助産師がそのような女性にきちんと向かい合うためには、出生前診断や、その基礎にある遺伝学についての簡単な知識がとても大切になってくるでしょう。2003年にヒトゲノムの全塩基配列が解読されて以来、現代の医療はゲノムの方に大きく方向転換しつつあります。NIPTの実用化もその成果の応用です。数年以内には、さらに新しいタイプの出生前診断が国内に導入されることが必至であり、そういったことにも目配りが必要となってくるはずです。

医療機関が出生前診断に正面からきちんと取り組むと、検査結果いかんでは妊婦さんとそのパートナーが、いやが応でも厳しい状況に向き合うことになるかもしれません。そういったときの告知や意思決定のためのサポートなどが大きな課題になります。そして、残念ながら妊娠継続を諦めたとき、すなわち選択的中絶を選んだときには、どのようなケアやサポートを行うべきでしょうか。

本書では、これまであまり論じられることのなかったテーマを扱います。ときには倫理的な問題が生じますが、必要があれば、あえてそれも避けずに論じてみようと思います。ですから、本書は教科書というよりも、皆で試行錯誤しながら望ましいケアを考えるための提案のようなものかもしれません。本書のテーマや内容について、多くの方々からご意見やご教示をいただければ幸いです。

宮城県立こども病院産科 部長
東北大学大学院医学系研究科先進成育医学講座胎児医学分野 教授
室月　淳

出生前診断と選択的中絶のケア

はじめに……1

第1章 先天性疾患を知るための遺伝の基礎知識

❶ 染色体と遺伝子とDNAの基本……8
1. DNAについてもう少し詳しく……8
2. 遺伝子とは何だろう……9
3. 染色体はDNAの集まり……11

❷ 生まれつきの疾患は大きく3つに分けられる……12
1. 染色体が原因で起こる疾患……12
2. 遺伝子が原因で起こる疾患……15
column 性染色体の進化……19
3. 薬や放射線など環境や催奇形因子による疾患……20

❸ 染色体の疾患について……24
1. 染色体の疾患を正しく理解する……24
2. 21トリソミー（ダウン症候群）……24
3. 18トリソミーと13トリソミー……27

第2章 出生前診断で知っておきたいこと

❶ 出生前診断とは何か……30
1. 広義の出生前診断と狭義の出生前診断……30
2. 出生前診断の目的……30
3. 広義と狭義の2つの出生前診断は区別できるか……31

❷ 超音波検査……32
1. 超音波検査の長所と限界……32
2. 妊娠初期の超音波診断……32
3. NTと妊娠初期胎児異常スキャン……33

❸ 羊水検査（羊水染色体検査）……35
1. 羊水検査とは……35
2. 羊水検査の実際……35
3. 穿刺後の注意……36
4. 羊水検査のリスク……36

❹ 新型出生前診断（NIPT）……38
1. NIPTとは何か……38
2. 検査の精度はどのくらいか……38
3. 検査の利点と限界……39

Contents

4. 検査を受けるまで …… 40
5 そのほかの出生前診断 …… 42
1. 妊娠初期コンバインド検査 …… 42
2. 妊娠中期母体血清マーカー検査 …… 43
3. 絨毛検査 …… 43

第3章 スタッフにとっても重要な遺伝カウンセリング
1 遺伝カウンセリングとは …… 46
1. 遺伝カウンセリングの定義 …… 46
2. 遺伝カウンセリングの基本姿勢 …… 47
2 遺伝カウンセリングの実際 …… 50
1. NIPT の遺伝カウンセリングの目的 …… 50
2. 医学的な情報の収集 …… 51
3. NIPT の遺伝カウンセリングの実際 …… 52
4. 妊婦さんとパートナーのインフォームド・コンセント …… 52
3 遺伝カウンセリングとは何でないのか？ …… 54
1. 説明とインフォームド・コンセントの取得ではない …… 54
2. 指導や助言ではない …… 55
3. 心理療法ではない …… 56
4. 倫理を語る場ではない …… 56
5. 仲裁や判定による問題解決手段ではない …… 57
4 「保因者」についての理解と誤解 …… 58
1. 保因者とは何か …… 58
2. 保因者への配慮と支援 …… 59
3. 保因者診断 …… 59

第4章 出生前診断に関わる全ての医療者へ
1 日本医師会報告「遺伝子医学と地域医療」（2002）を読み直す …… 62
1. なぜ遺伝学的検査は通常の検査と大きく違うのか …… 62
2. 遺伝カウンセリングマインドとは …… 63
3. 産科医療従事者に求められること …… 64
2 看護師・助産師の役割 …… 66
1. 相談のときのポイント …… 66
2. 相談でやってはいけないこと …… 67
3.「選択的中絶に反対だから出生前診断を認めない」…… 68

column 胎児緩和ケア …… 70

❸ 出生前診断／人工妊娠中絶を倫理的に考える …… 71

1. 人工妊娠中絶 …… 71
2. 選択的人工妊娠中絶（選択的中絶） …… 71
3. 中絶の４象限マトリクス …… 72

column プロデス（Pro-Death） …… 74

4.「命の選別」をめぐる議論 …… 74
5. 生命倫理を学ぶ意味 …… 75

column リプロダクティブライツからみた出生前診断と選択的中絶 …… 76

第5章 妊娠中期中絶の全て

❶ 人工妊娠中絶の適応 …… 80

1. 妊娠初期中絶と妊娠中期中絶 …… 80
2. 母体保護法と人工妊娠中絶の適応 …… 80
3. 胎児の障害を理由とする中絶 …… 81

❷ 人工妊娠中絶の手順の実際 …… 82

1. 子宮頸管拡張などの準備 …… 82
2. 陣痛誘発〜児と胎盤の娩出 …… 86
3. 中絶後のケア …… 89

❸ 妊娠中期中絶の合併症 …… 92

1. 出 血 …… 92
2. 緊急帝王切開 …… 92
3. 産褥熱 …… 92

第6章 妊産婦とパートナーのメンタルケア

❶ 周産期グリーフケアの重要性 …… 94

1. 周産期グリーフケアとは何か …… 94
2. 赤ちゃんとの別れ …… 95
3. 人工妊娠中絶における問題点 …… 96

出生前診断・選択的中絶を経験したある女性の手記 …… 97

❷ 人工妊娠中絶のケア …… 101

1. 告知と意思決定 …… 101
2. 人工妊娠中絶に至るまで …… 103
3. 看取りとその後のケア …… 104
4. 退院のときのお別れ …… 105

Contents

❸ ケアの取り組みの１つの例 107
1. 外来〜入院１、２日目まで 107
2. 陣痛誘発から分娩まで 109
3. 分娩後から翌日にかけて 110
4. 退院時 111
出生前診断・選択的中絶を経験したある女性の手記 112

❹ フォローアップ 115
1. フォローアップケア 115
2. 心理カウンセリングにおける方法論 116
3. 自助（セルフケア）グループ 117

❺ スタッフケアの重要性 118
1. 看護者が受けるストレス 118
2. セルフケアのイメージ 119
3. チームでの対応 119
column 精神医学的側面から 120

第7章 出生前診断と選択的中絶の現在と未来を考える

❶ 周産期医療の中の出生前診断 124
1. 出生前診断は出生児の予後の改善につながったか？ 124
2. 出生前診断は周産期医療をどのように変えたか 127

❷ 新しい出生前診断 130
1. NIPT の将来 130
2. 胎児単一遺伝子病スクリーニング 130
3. 保因者（キャリア）スクリーニング 131

❸ 出生前診断の発展と普及による深刻なジレンマ 134
1. 当事者の最終的な決断を尊重すること 134
2. 医療における良心的拒否 135
column 「医療の良心的拒否」についての欧米での現状 137

おわりに 139
索　引 141
著者紹介 143

DOWNLOAD ダウンロードのご案内 6

患者さん説明シートダウンロードのご案内

下記の患者さん説明シートをダウンロードいただけます。1）～ 4）の手順にて本書専用 WEB ページにアクセスください。

①羊水検査を受けられるかたへ　②絨毛検査を受けられるかたへ
③おなかの赤ちゃんに病気があったときの上のお子さんへの伝えかた
④赤ちゃんを亡くされたご家族へ

1）メディカ出版ホームページにアクセス。
「メディカパスポート」にログインください。
https://www.medica.co.jp/

※メディカパスポートを取得されていない方は、
「はじめての方へ / 新規登録」（登録無料）からお進みください。

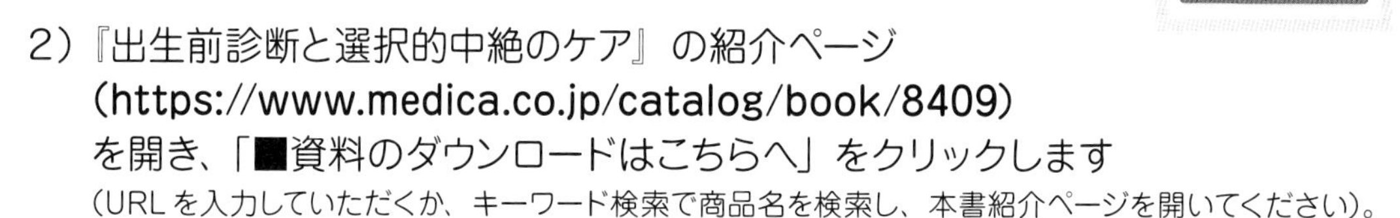

2）『出生前診断と選択的中絶のケア』の紹介ページ
（https://www.medica.co.jp/catalog/book/8409）
を開き、「■資料のダウンロードはこちらへ」をクリックします
（URL を入力していただくか、キーワード検索で商品名を検索し、本書紹介ページを開いてください）。

3）「ファイルライブラリ」ページに移動します。
「ロック解除キー入力」ボタンを押すと、ロック解除キーの入力画面が出ます。
（ロック解除キーボタンはログイン時のみ表示されます）。
入力画面にロック解除キーを入力して、送信ボタンを押してください。

4）「ロック解除キー入力」ボタンが「ダウンロード」に更新され、
資料のダウンロードが可能になります。

ロック解除キー　uBr6zyN4

＊なお、WEB サイトのロック解除キーは本書発行日（最新のもの）より 3 年間有効です。
有効期間終了後、本サービスは読者に通知なく休止もしくは終了する場合があります。
＊メディカパスポート ID・パスワードの、第三者への譲渡、売買、承継、貸与、開示、漏洩にはご注意ください。
＊ロック解除キーの第三者への再配布、商用利用はできません。データは研修ツール（講義資料・配布資料など）としてご利用いただけます。
＊雑誌や書籍、その他の媒体および学術論文に転載をご希望の場合は、当社まで別途お問い合わせください。
＊ダウンロードした資料をもとに作成・アレンジされた個々の制作物の正確性・内容につきましては、当社は一切責任を負いません。

第1章

先天性疾患を知るための遺伝の基礎知識

1 染色体と遺伝子とDNAの基本

「染色体の病気」とか「染色体の異常」といった言葉をよく耳にしますが、正しく理解するのは意外と難しいです。そもそも、「染色体」とは何か、「染色体」と「遺伝子」と「DNA」は何が違うのか、といったところから紛らわしいでしょう。しかし、そこをきちんと押さえておかないと大きな誤解が生じることがあります。たとえば、「染色体の病気は遺伝病の一種である」とか、「染色体の病気であるダウン症候群は遺伝する」などといった誤解です。それでは実際のところ、染色体と遺伝子とDNAは何が違うのでしょうか？

親子がしばしばよく似るのは、その姿かたちの性質を伝える何かが存在するからだろうと昔から想像されていて、その仮想物質を「遺伝子」と名付けてきました。その後、科学の進歩によって、遺伝情報を担う遺伝子の実体として「DNA」が発見されたのです。

DNAと遺伝子は、ほぼ同じ意味に使われることがありますが、正確にいうと、DNAとはヌクレオチドといわれる最小単位の化合物がつながった高分子の生体物質です。それに対して、遺伝子とは物質そのものではなく、親から子に伝わり、姿かたちを発現するもととなる情報、すなわち上で述べた遺伝形質のもとを意味します。

DNAの中には「アデニン（A）」「チミン（T）」「グアニン（G）」「シトシン（C）」の4つの種類の塩基があります。この**塩基の並び方がいわゆる遺伝情報であり、生体の設計図になっています**。

DNAは「文字」に、遺伝子は文字が集まった「メッセージ」に例えると分かりやすいかもしれません。そうなると、染色体は文字がたくさん集まった「本」みたいなものということになるでしょうか。

1．DNAについてもう少し詳しく

DNAは、正式にはデオキシリボ核酸（deoxyribonucleic acid）といわれ、細胞の中心の核の中に存在しています。右巻きの二重らせん構造をしていることはよく知られているかもしれません（**図1**）。デオキシリボース（糖）とリン酸、塩基からなるヌクレオチドが多数つながって鎖のようになったものがDNA分子です。上述したように、塩基にはA、T、G、Cの4種類があって、二重らせんの内側に並んでいます。それぞれAとT、GとCは水素結合で結び付き、ペアとなって存在しています。一方の鎖が、たとえばATGCと続いていると、もう一

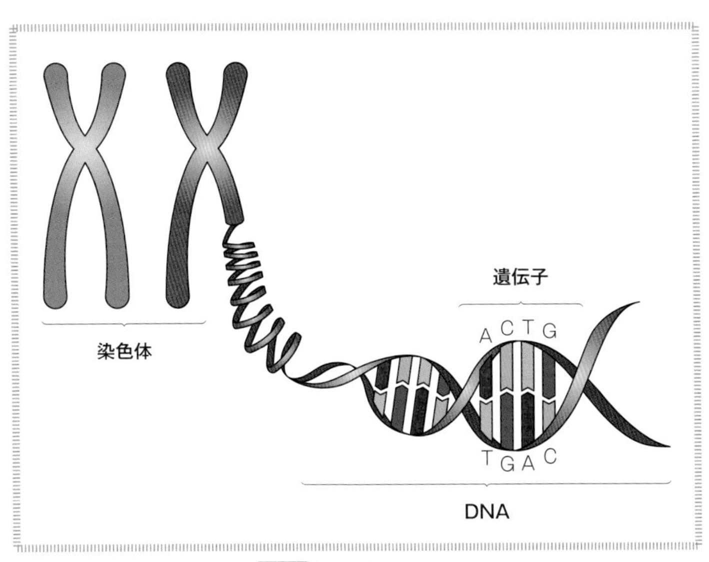

図1 染色体と DNA

染色体は長く連なっている DNA が折りたたまれ、凝縮された構造物。親から子へ遺伝情報を伝える役割をもつ。DNA は右巻きの二重らせん構造をしており、それぞれ A と T、G と C は水素結合で結び付き、ペアとなって存在している。

方は TACG となるのです。この A、T、G、C の 4 種類の塩基の並び方が遺伝情報となります。

細胞が分裂増殖するときは、核の中の DNA も複製され、分裂した細胞のどちらにも配分されます。DNA が複製されるときは、二重らせんがほどけてできた一本鎖の DNA がそれぞれ鋳型（いがた）となって新たに相補的な DNA が合成されることから、遺伝情報である ATGC といった塩基配列がそのまま保存されることになります。ヒトの DNA は、この塩基配列がおおよそ 31 億も並んでいます。すなわち 31 億塩基対（base pairs：bp）となり、それを全部つなぎ合わせて伸ばすと 2 メートルにもなるといわれています。

最近のテレビドラマでは、犯罪捜査で「DNA 鑑定」といった言葉がよく使われたりするため、DNA はすでに私たちにとって耳慣れた言葉になっているかもしれません。DNA は、タンパク質と比べて化学的に安定した物質であるため、常温で長期間放置されていた遺留品のようなものからも抽出が可能だからです。ただし、熱や酸、アルカリなどには弱いことが知られています。また、強い放射線や化学物質などにより損傷を起こすため、放射線被曝などが問題となることがあります。

2. 遺伝子とは何だろう

DNA が実体をもつ生体物質であるのに対し、遺伝子は私たちの体をつくり出すおおもとの情報、設計図といっていいものです。31 億あるといわれる DNA の塩基対の中で、遺伝子は飛

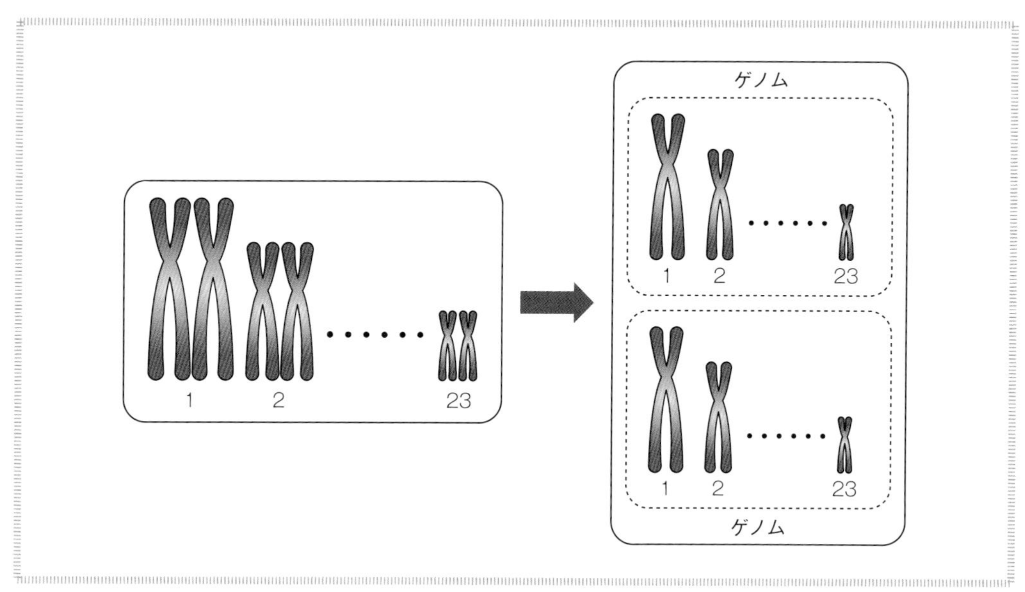

図2 ゲノムとは
生物の配偶子（精子と卵子）に含まれる染色体に存在する全DNAの1セットがゲノムである。ヒトはゲノムを2セットもつ。

び飛びに存在していて、全体の2％以下しかないことが分かっています（エクソン）。残りのほとんどのDNAでは同じような配列が繰り返されており（イントロン）、かつてはあまり意味のない部分と考えられていました。しかし、最近の研究では、遺伝子以外の部分のDNAも、遺伝子発現の調整や染色体の構造調整など、さまざまな大切な機能をもっていることが分かってきています。

1990年にヒトのDNAの全塩基配列を決定する「ヒトゲノム計画」と呼ばれる壮大なプロジェクトが、日本を含む6カ国共同で行われました。このプロジェクトは2003年にようやく終了し、これによってヒトの遺伝子はおよそ22,000個あることが分かりました。大腸菌の遺伝子数は4,400個、ハエ（キイロショウジョウバエ）の遺伝子数が15,000個であることに比べると、複雑で高等な機能をもつヒトの遺伝子数の予想外の少なさには、皆が驚かされました。生体機能の複雑さと遺伝子数は必ずしも比例しないということで、遺伝子以外の生体制御機構についての研究が進むきっかけともなっています。

ちなみに、ヒトゲノム計画の「ゲノム」とは、一人の親から受け継ぐDNAの1セットのことをいいます（**図2**）。すなわち、精子または卵子の中に存在するDNAの全てです。このDNAの1セットは、遺伝子として働く2％の部分だけでなく、全てのDNAを含むものを意味し、ヒトの遺伝情報の最小セットとなります。私たちは父親と母親それぞれから1セットずつゲノムを受け継ぐので、2セットのゲノムをもっています。

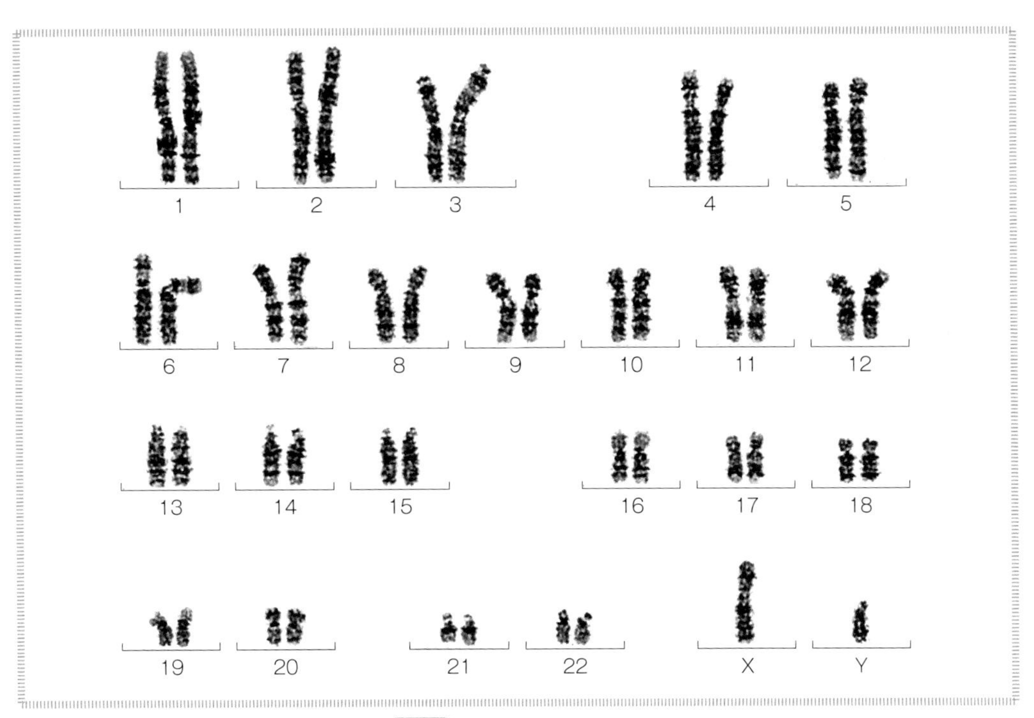

図3 染色体の顕微鏡画像

23組46本あり、大きさの順に1番から22番まで番号が付けられている常染色体と、X染色体とY染色体からなる性染色体の2種類がある。X染色体を2つもっていると女性に、X染色体とY染色体をもっていると男性になる。

3. 染色体はDNAの集まり

顕微鏡で観察していると、細胞の分裂とともに核の中に「染色体」と呼ばれる棒状のものが見えてきます（**図3**）。染色体は長く連なっているDNAが折りたたまれ、凝縮された構造物で、親から子へ遺伝情報を伝える役割をもっています。両親からは23本ずつの染色体を受け継ぐので、細胞内には2本ずつ23組、すなわち46本の染色体が存在しています。

31億対の塩基配列を含むヒトDNAは、46本の染色体に分かれて存在しています。DNAは非常に細くて長い糸状の物質であり、ヒストンというタンパク質に巻き付いています。核内ではさらにまとまって固まりになっていますが、そういったDNAの二重らせんの連なりと、ヒストンなどのタンパク質からなる複合体が染色体ということになります。体をつくっている何十兆という細胞の全てにこの染色体の1組が備わっており、細胞が分裂して増えるときは、染色体も複製されて同じものがつくられます。

染色体は23組46本ありますが、大きさの順に1番から22番まで番号が付けられている常染色体と、X染色体とY染色体からなる性染色体の2種類があります。X染色体を2つもっていると女性に、X染色体とY染色体をもっていると男性になります。この46本は両親からそれぞれ23本ずつを受け継いだものですが、その23本がゲノムの1セットに相当します。

2 生まれつきの疾患は大きく3つに分けられる

ヒトの4～5％くらいは、何らかの先天疾患をもって生まれてくるといわれています。この数字は、一般に考えられているよりは高いものですが、どこまでを病気とするかの定義によって多少変わってきます。疾患の発症には、出生前、出生後ともに遺伝要因と環境要因が複雑に絡み合っていることも多く、生まれつきの疾患の分類についてもさまざまな考え方があります。分かりやすく見てみると、「染色体が原因で起こる疾患」「遺伝子が原因で起こる疾患」「環境や催奇形因子による疾患」の3つに分けられるでしょう。

染色体が原因で起こる疾患は、生まれつきの疾患の中の4分の1程度を占めます。さらに、それは染色体の数が変化することで起こるものと、構造が変化することで起こるものの2つに分類され、それぞれ疾患の意味が変わります。

遺伝子が原因で起こる疾患は全体の半数以上を占め、単一遺伝子の変異によって生じる単一遺伝子病と、いくつかの遺伝子が関わって起こる多因子遺伝病があります。多因子遺伝病の発症は環境要因が関係する場合があるので、環境や催奇形因子による疾患とオーバーラップする部分も少なからずあります。

妊娠中の母体に、ある特定の化学物質や放射線、感染といった外的因子が作用し、胎児に発生・発達の問題を起こすことがあります。これらの外的因子を催奇形因子といいます。催奇形因子への曝露や子宮内環境の問題によって起こる生まれつきの疾患の存在はよく知られています。もちろん、こういった作用を示すのは化学物質やウイルスのごく一部にすぎず、また、生まれつきの疾患の1割程度にすぎないといわれています。このような原因によって起こる生まれつきの疾患は、対応によって予防することが可能ですので、疾患についての基本的なことを知っておくことはとても重要です。

1．染色体が原因で起こる疾患

● 染色体の数の変化

染色体の疾患は、数の異常と構造の異常の2つに大きく分けられます。数の異常とは、通常は46本ある染色体が1本多かったり、1本少なかったりするものです。たとえば、通常は2本ある18番染色体が3本ある場合を18トリソミーと呼び、1本しかない場合を18モノソミーと呼びます。「モノソミー」とは、組となっているべき染色体が1本しかないことを意味します。

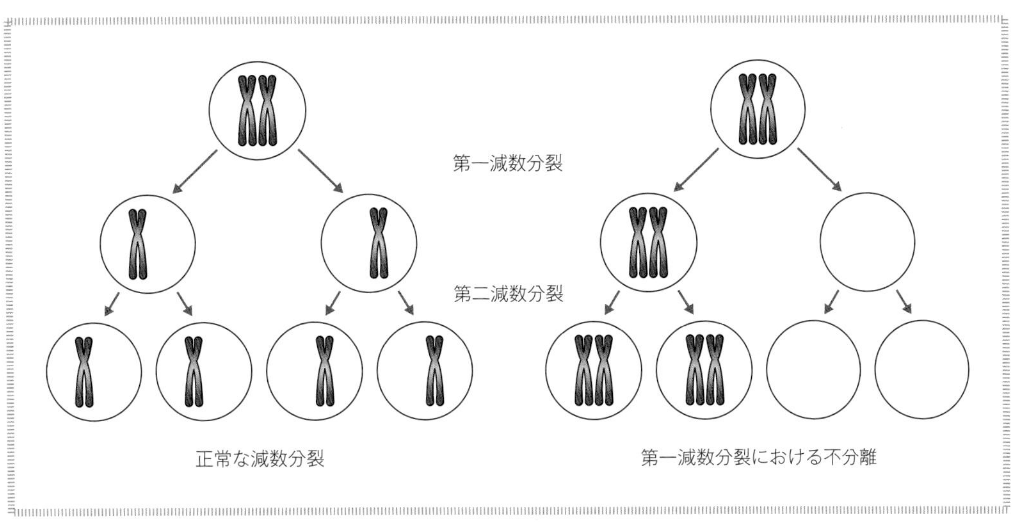

図1 正常な減数分裂（左）と第一減数分裂における不分離（右）
染色体不分離は第一減数分裂でも第二減数分裂でも起こり得るが、実際は第一減数分裂で最も頻繁に生じている。

性染色体ではない常染色体のモノソミーは、体をつくる情報、あるいは設計図が欠けているわけであり、ほぼ100％が流産するといわれます。

染色体が3本ある「トリソミー」の場合は、体をつくる設計図が余計にあることになります。過剰な情報同士が干渉し合ってうまく働かないためか、トリソミーも多くが流産となります。その例外が21番の染色体が3つある21トリソミー、すなわちダウン症候群といわれるものです。21番染色体は一番小さい染色体であり、トリソミーであっても、体をつくるのには一番影響が少ないことから、胎内で成長して生まれてきます。さらにいえば、18番染色体、13番染色体がそれぞれ3つある、18トリソミー、13トリソミーも、胎内で成長して生まれてくることがあります。現行のNIPTが、この3つのトリソミーを対象としているのは、それ以外の常染色体のトリソミーのほとんどは流死産するためといってもいいかもしれません。

それでは、染色体の数の変化はどこで生じるのでしょうか？ 一般的に、精子や卵子ができるときは、46本の染色体をもつ生殖細胞が、それぞれゲノム1セットに当たる23本の染色体をもつ2つの細胞に分かれます（減数分裂）。しかし、しばしばうまく均等に分かれることができず、染色体が1本多い24個や、1本少ない22個となった精子や卵子ができることがあります。これを染色体の不分離といいます（**図1**）。そういった精子や卵子が受精に関わるときに、受精卵の染色体の数の変化が起こるのです。

染色体の数の変化は、このようにたまたま生じるため、転座（後述）という特殊な例外を除いたほとんどの場合では親から子に引き継ぐ、いわゆる「遺伝」が原因ではありません。この染色体の不分離が起こる頻度は年齢とともに増加し、特に女性の方の年齢に依存します。いわゆる高齢妊娠のリスクとはそういうことです。

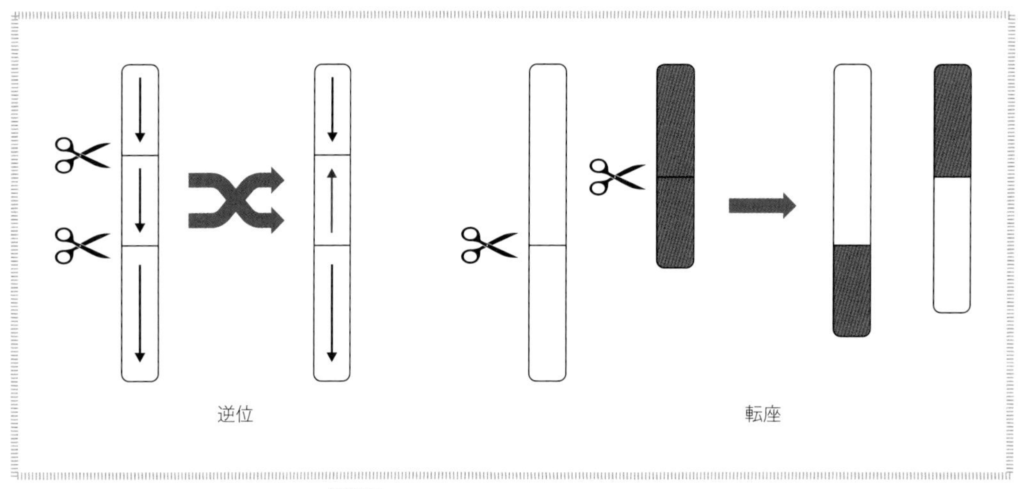

図2 染色体の逆位（左）と転座（右）

染色体が何らかの原因で2カ所切れた後、切断端を誤って再結合することがある。こうした再結合が1つの染色体内で生じると逆位、2つの染色体にかかわるときは転座という現象が生じる。

染色体の構造の変化

染色体の構造の変化とは、全体の46本という数は変わっていなくても、染色体の形が変わっていることを意味します。染色体のどこかの小さな部分がなくなっていたり、逆に二重に存在したりする状態です。そうなると、結果的に一部の遺伝子に過不足を来すことになります。こういった染色体の欠失や重複といわれる状態のほかに、教科書では染色体の一部が切れてひっくり返って付いていたり（逆位）、一部が切れてほかの染色体にくっついていたり（転座）することなどが構造の変化として挙げられています（**図2**）。染色体は外部からの放射線や化学物質などの影響によって切れることがあり、それが修復される過程でのミスでこのようなことが起こってくるのです。

染色体の構造の変化には、こういったさまざまなパターンがあります。結局大きな問題となるのは、全体として見たときに1セットのゲノムの中で遺伝子に過不足がある場合です。染色体の微小部分がないということは、そこにあるはずの遺伝子のいくつかが欠けることを意味します。生まれてくる子どもの症状は、何の遺伝子がどのくらい足りないかによって決まってきます。重複、すなわち遺伝子が余計にあるときも同じことがいえます。染色体の一部欠失を示すいくつかの有名な疾患が知られていますが、一般的には遺伝子の過不足のパターンは無数に存在するので、出生前診断で染色体の構造の変化が見つかっても、生まれてからの症状や予後を正確に予測するのは難しいことがほとんどです。

相互転座は、異なる2本の染色体に同時に切断が起こり、切断された断片がちょうど入れ替わって他方に結合するものを指します。これを均衡型転座といいます。染色体の遺伝子の位置が入れ替わっただけで、遺伝子全体としては過不足がないことが多いので、疾患としての意味をもたないことが多いようです。何かのきっかけで、まったく健常な成人から見つかることもあります。このような人は均衡型転座保因者とも呼ばれ、本人は正常であっても、遺伝子の過不足のある不均衡型の染色体をもつ精子や卵子をつくる可能性があります。このようなとき、一定の割合で染色体の一部が欠けていたり重複していたりする受精卵となるため、生殖について大きな問題を起こすことになります。

均衡型相互転座保因が見つかる契機には、いろいろなものがあります。たとえば、不妊や習慣流産の精査で染色体検査を行った場合や、上の子どもや家族内に不均衡型相互転座があるため両親の染色体検査を行った場合、あるいは高齢などでたまたま羊水検査を受けて胎児に転座が見つかった場合などが考えられます。上の子どもに不均衡型相互転座があるとき、次の妊娠での再発リスクの計算はかなり複雑ですが、次子が不均衡型転座で生まれる確率は19％くらい、自然流産もほぼ同数で、残りの60％あまりが健常（正常核型と均衡型転座が半数ずつ）ということが経験的に知られています。

2．遺伝子が原因で起こる疾患

先に述べたように、遺伝子の疾患には、1つの遺伝子の変化によって発症する「単一遺伝子病」と、いくつかの遺伝子の変化が環境要因と相互に作用して発症する「多因子遺伝病」の2つがあります。一般に遺伝病といわれることもありますが、遺伝子の変異によって発症する疾患を意味するもので、いわゆる「遺伝性」がないものも含めた広い意味での概念となっています。

多因子遺伝病は、生まれつきの疾患の半数近くの原因となる多様な疾患ですが、生まれつきの疾患のみならず成人後に起こる疾患まで、広いスペクトラムをもっています。先天性心疾患や口唇口蓋裂などの単独の異常は、ほとんどが多因子遺伝病である上に、高血圧や心筋梗塞、糖尿病などの生活習慣病、花粉症やアトピー性皮膚炎などのアレルギー性疾患なども多因子遺伝であることが明らかになっています。これらは、3人のうち2人が生涯に罹患するありふれた疾患、すなわちコモンディジーズ（common diseases）ともいわれます。多因子遺伝病の親から子への遺伝には、環境要因も密接に関係するため、個々の疾患ごとの経験的なリスクで説明されることが一般的です。

単一遺伝子病は、1つの原因遺伝子の変異によって発症する疾患です。一般的に、1つの遺伝子はそれぞれ決まった1つのタンパク質をつくります。このタンパク質は、酵素として体の中の化学反応をつかさどっており、それによって体の形がつくられていきます。これは一遺伝子一酵素説といわれ、近年いろいろな例外が見つかってはいますが、遺伝子の働きを解釈するに当たって最も基本となる考え方です。遺伝子に何か不具合が生じると、ある特定の酵素がつくられなかったり機能が低下したりして、その結果として体の形や働きに問題が生じます。一つ

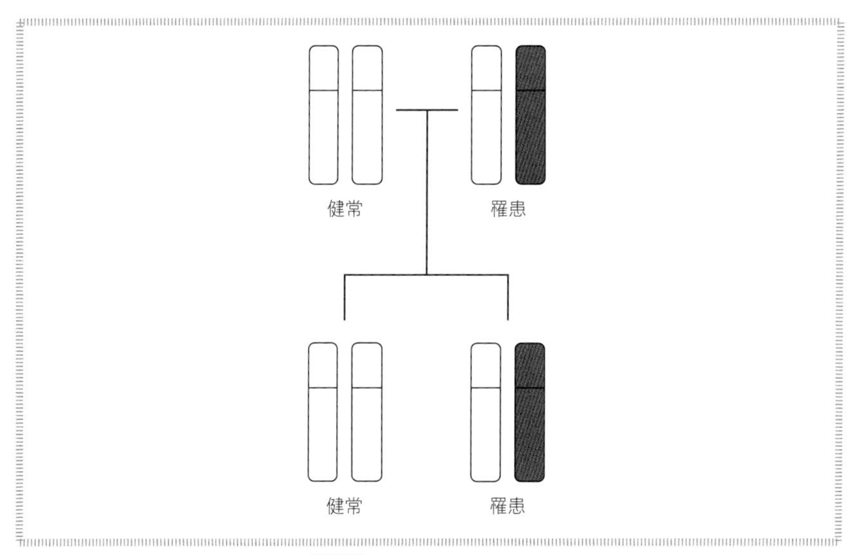

図3 常染色体優性遺伝

ヒトは両親からそれぞれ遺伝子をもらうが、変異をもつ遺伝子を 1 つ受け継いだときに発症する遺伝の仕方を優性遺伝という。両親のいずれかが変異遺伝子をもつ場合、50%の確率で罹患児が出生する。

ひとつの単一遺伝子病の発症頻度はまれですが、これまで知られているだけで 4,000～5,000 種類くらいあると推定されており、生まれつきの疾患の中の 20％程度を占めているといわれます。

単一遺伝子病は、①常染色体優性遺伝、②常染色体劣性遺伝、③ X 連鎖遺伝の大きく 3 つに分けると考えやすいでしょう。

● 常染色体優性遺伝

先に述べたように、ヒトは父親と母親からそれぞれ受け継いだ染色体を 2 本もっており、同じ遺伝子セットも 1 つずつの計 2 セットあります。そのうち片方だけの遺伝子に異常が生じたときに発症するものを優性遺伝病、同時に両方の遺伝子に異常があるときだけ発症するものを劣性遺伝病といいます。**「優性」「劣性」は誤解されやすい言葉ですが、性質が「優れている」「劣っている」こととはまったく関係ありません**。

常染色体優性の遺伝形式をとる疾患は、これまでに 2,000 種類以上見つかっており、日常生活に深刻な問題をもたらすものから、日常にそれほど影響のないものまでさまざまあります。皮膚にカフェオレ斑が出てくるレックリングハウゼン病や、生まれつき軟骨の成長が制限される軟骨無形成症、網膜のがんである網膜芽細胞腫などが知られています。両親のいずれかが罹患者のときは、子どもがその変異遺伝子を受け継ぐ確率は 50％です（**図 3**）。ただし、変異遺伝子を受け継いでも全てが発症するわけではありません。発症する確率を浸透率といって、疾患によってさらに数字は変わってくるため、それぞれの疾患の専門医のアドバイスを仰ぐことが重要です。

また、**健康な両親から生まれた子どもでも常染色体優性遺伝病を発症することがあります**。これは、新規発生の遺伝子突然変異によるものです。何らかの原因によって遺伝子のDNA塩基配列に変化が起こり、ふつうは修復酵素によって元通りに修復されるのですが、まれにそれがうまくいかず、遺伝子が元とは異なった状態になることがあります。DNAの塩基配列によって伝えられる遺伝情報に変化が起こり、この遺伝子に規定されているタンパク質がつくられなくなったり、働きが低下したりすることによって疾患を発症します。たとえば、常染色体優性遺伝病の1つであるタナトフォリック骨異形成症は、きわめて重い疾患であるため生殖年齢まで生きることはできません。したがってこの疾患の100％が、こういった新生突然変異によって発症していると考えられます。

● 常染色体劣性遺伝

常染色体劣性遺伝病は、常染色体上の一対の遺伝子双方に病的な変異があるときに発症する疾患です。ペアになっている遺伝子の両方ともに変異があると、その遺伝子からタンパク質がつくられなかったり、ほとんど働かなくなったりします。**常染色体劣性遺伝病は、一般的に生命や生活能力に大きな問題を来すので、重い疾患であることが多い**とされています。たとえば、ある特定の酵素が欠損することによって代謝の異常を引き起こす先天性代謝異常症や、免疫系のいずれかの部分に欠陥がある免疫不全症などが多く含まれます。このタイプの疾患の一つひとつの頻度はまれですが、全部を合わせると1,000種類以上の疾患があることが分かっています。

アミノ酸の代謝異常症であるフェニルケトン尿症を取り上げてみます。原因遺伝子は12番染色体上にある*PAH*といわれる遺伝子ですが、ペアとなっている*PAH*遺伝子の一方にだけ変異がある場合は、見かけ上はまったく正常であり、無症候性保因者といわれます。仮に両親のいずれもが保因者であるときは、メンデルの法則によって、「まったく異常のない子ども」「正常なものと異常なものをもっているものの疾患にはならない子ども（保因者）」「両方とも異常な遺伝子をもってしまったためフェニルケトン尿症を発病してしまう子ども」が、それぞれ1対2対1の割合で生まれてくることになります（**図4**）。

すなわち、両親が常染色体劣性遺伝病の保因者と考えられるときは、生まれてくる子どもの発症リスクは25％です。このようなとき、患者は同世代の兄弟姉妹でしばしば発生しますが、親が発病していたり、血縁者に患者がいることはまれです。ですから、疾患をもった子どもは突然生まれてくるように見えますが、そういったときは両親ともが無症状の保因者であることが考えられます。疾患をもつ上の子どもの遺伝子の変異部位が明らかになり、さらに両親も保因者であることが確認できたら、次の妊娠では絨毛検査か羊水穿刺による出生前胎児遺伝子検査が可能です。

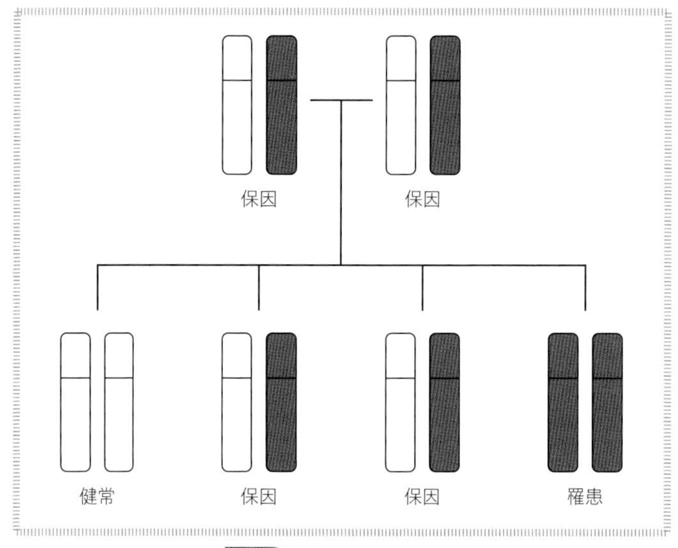

図 4 常染色体劣性遺伝

ともに変異のある遺伝子を受け継いだときに発症する遺伝の仕方を劣性遺伝という。片方だけが変異遺伝子である場合は保因者という。保因者の両親からは 25% の確率で罹患児が出生する。

X 連鎖遺伝

ヒトの染色体は 46 本あって、23 本は父親から、23 本は母親から受け継いだものであることはすでに述べたとおりです。その中の 22 本は同じ形をして、それぞれペアをつくっていますが、残りの 2 本は性染色体といわれ、よく知られているように男性ならば XY、女性ならば XX です。X 染色体は比較的大きく、その中には性別に関わること以外にも多くの遺伝子が含まれています。この中に疾患の遺伝子があるときは、特徴的な遺伝の仕方をします。

X 連鎖劣性遺伝では、XX の片方の遺伝子に変異がある女性は保因者です。生まれた子どものうち、男児の半数が罹患、女児は健常ですが、半数は母親と同じく保因者となります（**図 5**）。一方、男性は X 染色体が 1 本であり遺伝子も 1 つずつしかないので、その遺伝子が変異を起こしている場合は、当然疾患を発症します。その子どもは全員健常ですが、女児は全て保因者になります。ただし、X 連鎖劣性遺伝病では新生突然変異による孤発例もかなり認められています。よく知られている X 連鎖劣性遺伝病には、血友病 A やデュシェンヌ型筋ジストロフィー、副腎白質ジストロフィーなどが挙げられます。

X 染色体優性遺伝では、XX のどちらか一方に変異遺伝子のある女性が発症します。XY の男性では X 染色体上に疾患の遺伝子をもつと当然発症しますが、スペアの遺伝子をもたないため重篤となることが多く、胎内で発症して流死産となることもあります。X 染色体優性遺伝病はかなり少ないですが、ビタミン D 抵抗性くる病やレット症候群などが知られています。

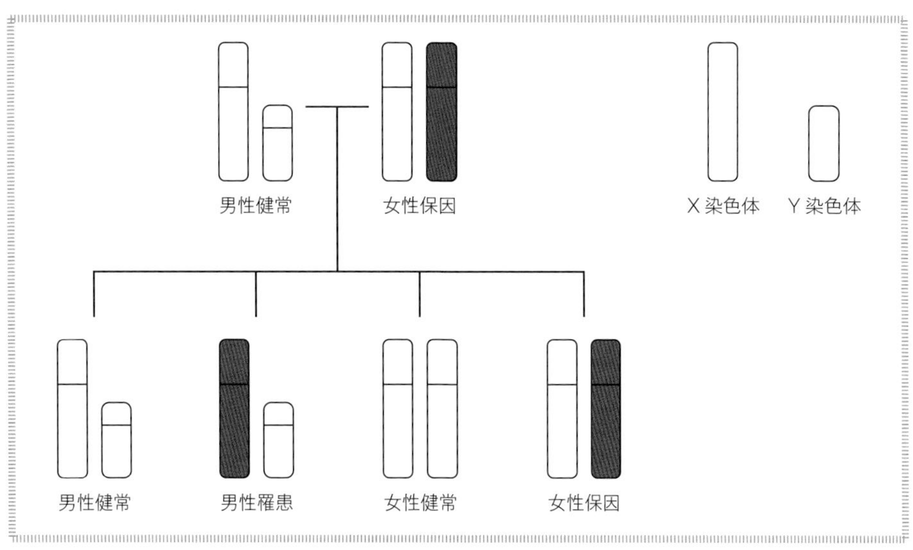

図5 X連鎖劣性遺伝

遺伝子変異がX染色体にあるときの遺伝形式。女性では、一方のX染色体にのみ原因遺伝子がある場合は保因者となり、両方に原因遺伝子がある場合に発現する。男性では、X染色体が1つしかないため原因遺伝子があれば発現する。

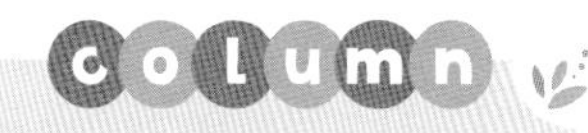

性染色体の進化

進化の道筋を見ると、XとYの性染色体はもともと同じ常染色体の1組だったのが、ある時点で男性を決めるという特殊な機能を獲得したことによって、その後の年月で片方がどんどん退化して小さくなっていったと推測されています。もともとヒトのX染色体は、染色体の中で5番目くらいの大きさをもち、ゲノム配列の解読によって1,098個の遺伝子をもつことが知られています。生命活動を営む上で重要な遺伝子ばかりです。一方、Y染色体に残っている遺伝子はわずか78個であり、実際に機能しているのはその中の半数以下ともいわれています。

血友病Aやデュシェンヌ型筋ジストロフィーは、圧倒的に男性に多い遺伝疾患です。これらの原因となる遺伝子がX染色体上にあるため、この遺伝子に変異が起こったときは、X染色体を1本しかもたない男性ではそのまま発症することになります。これをX連鎖劣性遺伝といいます。

松田洋一『性の進化史：いまヒトの染色体で何が起きているのか』[1)]には、興味深いエピソードがいろいろと紹介されています。Y染色体が男性特有の染色体となってからはどんどん退化しており、このままの速度で遺伝子が失われ続けると、約1千万年後にはY染色体上の全ての遺伝子が消失することになるという計算もあります。男性はいつか地球上から消えてしまう運命にあるのかもしれませんね。

3．薬や放射線など環境や催奇形因子による疾患

妊娠中の薬剤や被曝、ウイルス感染を心配した相談をしばしば受けます。遺伝学的にはこういった相談を、かつては「ナンセンスコール」と呼んでいました[2)]。遺伝カウンセリングの定義にはいろいろありますが、「遺伝病の発生や再発の可能性を評価し、遺伝やマネジメントについて理解させ、情報を得た上での自律的な選択（インフォームドチョイス）を促進するためのコミュニケーションプロセス」というのが代表的なものです。すでに妊娠してしまった後に生じる「妊娠と薬」「妊娠と放射線」「妊娠とウイルス感染」といった問題は、遺伝そのものとは直接には関係していないともいえます。

しかし、元・お茶の水女子大学教授で臨床遺伝専門医の千代豪昭先生が、**「遺伝学的には『ナンセンス』であっても、クライエントにとってナンセンスなテーマはない」[2)] といみじくも指摘されたように、こういった相談には非常に重要な問題が含まれています**。相談者が安易に人工妊娠中絶などを選択することのないよう、責任ある対応が望まれます。最近の傾向として、遺伝から派生した問題は全て遺伝カウンセリングが対応するという考え方が主流となっており、催奇形因子への曝露など、妊娠してからの相談についても遺伝カウンセラーが対応することが珍しくありません。

そこでは、専門的な情報をいかによく相談者に理解してもらうかがポイントになりますが、それ以上に大切なことが2つあります。1つは**余計な不安をかき立てたり、逆に安易な保証を与えたりせず、中立的で非指示的な対応に努めること**、もう1つは、**どうしても相談者が抱いてしまう不安や罪悪感に対してきちんと向き合ってもらうこと**です。強い不安をもってしまうと、適切な情報を利用してきちんとした判断をすることが難しくなるからです。また、薬を飲んでしまった、X線検査を受けてしまったということが相談者の負い目となっているケースが多く、将来的に心の傷として残るかもしれない点にも十分な注意が必要です。

● 妊娠中の薬剤摂取

妊娠中の胎児への薬剤の作用は大きく2つあります。主に妊娠初期の「催奇形性」と、妊娠中期以降の「胎児毒性」です。奇形を起こすという意味で注意が必要なのは、胎児の体の基本ができる妊娠初期であり、妊娠4～12週が最も敏感な時期となっています。一方、妊娠中期以降では、胎児の体はほぼ完成していますが、一部の薬剤は胎盤を通って胎児に移行し、発育や臓器の働きに悪い影響を及ぼすことがあります。これを胎児毒性といいます。

ただし、「催奇形性」や「胎児毒性」によって胎児に疾患が生じるかどうかは、遺伝的な要因とも複雑に関わって確率的な問題になることが多く、一般に思われているほど絶対的なものではありません。胎児に悪い影響を及ぼすかもしれない薬剤は決まっていて、それほど多くは

ないので、むやみに恐れる必要もありません。生まれてから明らかになる疾患はさまざまで、そういったことは全ての妊婦さんに起こり得ます。妊娠中に必要があって薬剤を内服したことに罪悪感をもつことも正しくありません。

「妊娠と薬」に関する遺伝カウンセリングでは、何よりも正確な情報が重要です。欧米では、これまで公表された妊娠と薬に関する世界中の文献を渉猟し、そのデータベースに基づいた薬剤安全性情報の提供体制が公的につくられています。こういったシステムとデータベースは、今では日本にも導入されており、国立成育医療研究センター内に設置された「妊娠と薬情報センター」から全国の医療施設に情報提供されています。妊婦さんが心配に思っている場合には、産婦人科受け持ち医を通して情報を得ることができます。たとえ妊娠中に「禁忌」とされる薬剤を服用したとしても問題ないことも多いので、すぐに中絶を選択することのないよう、専門的で慎重な評価を行ってください。

「妊娠中は内服してはいけない」とされる薬を服用し、後から妊娠と気が付いて人工妊娠中絶を勧められる、あるいは中絶を選択する「悲劇」が後を絶ちません。確かに多くの薬の添付文書では、妊産婦や授乳婦に対して「投与しないこと」や「投与しないことが望ましい」とされています。ですが、これはほとんどの場合、催奇形性に関する医学的なデータというよりは、安全を十分に見込んだ上での防護上の（リスク管理上の）目安にすぎません。これらの薬剤は、一般的には妊娠中の投与は避けられるべきとされますが、すでに妊婦さんが服用していたときの評価は違います。また、妊婦さんの合併症の治療には、あえて投与されることがあります。そういった専門的な評価が必要なのです。

妊娠中の放射線被曝

妊婦さんが被曝した場合は、胎児への影響はあり得ますが、影響の出る線量には閾値があって、被曝量が100ミリシーベルト以下では妊娠中絶する理由にはならないとされています。100ミリシーベルトというのは、通常のX線診断では起こり得ない線量です。また、胎児への被曝の影響は、被曝量のみならず妊娠週数に大きく関係しています。受精後10日までの被曝は“all or noneの法則”といわれ、大量の放射線により受精卵が死亡し、流産となる可能性がありますが、流産せず生き残った胎芽は完全に修復され、何の異常も残しません。妊娠4～10週までは「臨界期」といわれる放射線感受性が最も高い時期であり、被曝が胎児奇形の原因になる可能性があります。主要な臓器が形成された後の妊娠10週以降では、影響はだいぶ少なくなります。

妊婦さんの放射線被曝の相談は薬剤やウイルス感染などと同じであり、エビデンスに基づいた正確な科学的データの分かりやすい説明と、妊婦さんが抱く不安や罪悪感への適切な対応が重要です。こういった不安や罪悪感に対応するためには、まさに適切なカウンセリングが必要となってきます。妊婦さんが状況をきちんと理解し、自律的に判断する状態に導くのが、いわゆるカウンセラーの役割であり、医学的な事実をきちんと理解させられれば、それだけでも妊婦さんの不安を減らすことができるでしょう。エビデンスに基づいた科学的情報に関しては、過去の疫学的・実験的データに基づいた妊娠の時期と放射線被曝量による胎児、新生児、乳幼児への影響を知る必要があります。国際放射線防護委員会（International Commission on Radiological Protection：ICRP）からのいくつかの勧告でも示されているように、100ミリシーベルト以下の被曝では、人工妊娠中絶を考慮する必要はありません。

特に2011年の東日本大震災による福島原発事故の後は、福島をはじめとした東北地方において妊婦さんに強い不安が広まりました。そのときの私たちの試行錯誤の経験は、『放射線被ばくへの不安を軽減するために：3.11. 南相馬における医療支援活動の記録』[3]という本にまとめてあります。**あれから時間がだいぶたった今日では、妊婦さんへの被曝の影響はまったくなかったことが明らかになりました**。確かに1945年の原爆投下時の広島・長崎では、福島原発事故によるものとは桁違いの被曝を受けています。それら被爆者についての膨大な疫学調査の結果、残念ながら、いわゆる「原爆小頭症」といった胎児への影響はありましたが、受精前の卵子や精子が放射線を受けたことによる、その後の妊娠への影響は認められませんでした。この問題は、福島県の特に若い女性にとってはきわめて切実なことです。何も影響がなかったというこの結論は、偏見をなくすためにも強調して強調し過ぎることはないでしょう。

● 妊娠中のウイルス感染

母体に感染したウイルスを含む病原体が、胎盤や血液を介して胎児に感染することがあります。胎児に疾患を引き起こす代表的なものをTORCHといい、トキソプラズマ（*toxoplasma*）、風疹（*rubella*）、サイトメガロウイルス（*cytomegalovirus*）、単純ヘルペス（*herpes simplex*）の4つを指します。妊娠初期の胎児に感染が起こると、細胞の増殖が妨げられたり、組織や細胞が破壊され流産となったり、胎児の臓器や形態に異常を生じさせたりすることがあります。胎児の免疫系は未熟のため、一度感染を起こすとウイルスは持続的に組織の中に棲みつき、出生後にも大きな影響を及ぼすことがあります。基本的には、妊娠前にワクチン接種を済ませておき、妊娠中に感染しないように気を付ける必要があります。

予防接種制度の変更による風疹ワクチン未接種の谷間世代が、ちょうど妊娠年齢に達した2012～2013年くらいに風疹の流行が発生し、45人もの先天性風疹症候群の子どもが生まれたことがありました。そのときの死亡率は24％と高く、助かっても難聴や先天性心疾患をはじめとする多くの後遺症を残しています。もともとワクチンで予防できる疾患であるからこそ、社会的にも大きな問題となりました。それをきっかけに、全国のいくつかの医療施設に二次相談窓口が置かれ、妊娠中に風疹に罹患した場合の相談と、必要な場合には確定診断に対応するという形で全国でのカウンセリング体制が整えられました。

先天性サイトメガロウイルス感染症は、妊婦さんがまだ抗体をもっていない初めての感染のときに起こります。子どもに小頭症や難聴、視力障害、発達障害、肝炎などを起こし、重症の場合は死亡となります。しかし、妊婦さんの初感染でも胎児への感染は40％程度であり、胎児に感染を起こしたとしても、後遺症が出る確率は20〜30％くらいであることが知られており、全ての子どもが発症するわけではないことに注意が必要です。サイトメガロウイルス感染の疑いがあるときや抗体が高値を示す場合には、専門医によく相談するべきでしょう。

引用・参考文献

1）松田洋一．性の進化史：いまヒトの染色体で何が起きているのか．東京，新潮社，2018，269p.
2）千代豪昭．遺伝カウンセリング：面接の理論と技術．東京，医学書院，2000，270p.
3）千代豪昭編著．放射線被ばくへの不安を軽減するために 医療従事者のためのカウンセリングハンドブック：3.11．南相馬における医療支援活動の記録．大阪，メディカルドゥ，2014，194p.

3 染色体の疾患について

1．染色体の疾患を正しく理解する

ヒトの細胞の中にある染色体の基本的な数は、第1章で述べたように46本であり、23組の染色体が2本で一組となっているのに対し、「トリソミー」という病気は、ある染色体の数が3本となっている状態です。たとえばダウン症候群は21トリソミーともいいますが、これは21番目の染色体が3本であることを意味します。ここでは、胎児染色体検査の対象となることが多い3つの染色体の病気、すなわち21トリソミー（ダウン症候群）、18トリソミー、13トリソミーを取り上げます。

染色体は多数の遺伝子が集合して棒状に凝縮したもののため、トリソミーだと一部の遺伝子が過剰となり、赤ちゃんに先天性の異常を引き起こす原因となります。**トリソミーの多くは妊娠初期に流産となり、最終的に生まれてくることができるのは、モザイクといった特別な例外を除くと、21トリソミー（ダウン症候群）と18トリソミー、13トリソミーの3つの疾患のみです**。後述する新型出生前診断（NIPT）がこの3つのトリソミーのみを検査対象としているのは、それ以外は生きて生まれてくることがほとんどないためです。

妊婦さんが出生前診断を希望したり、あるいは最終的に胎児が染色体の病気と分かったりしたとき、きちんと説明して妊婦さんに病気を理解してもらう必要があります。そのために、私たちも病気について単なるイメージだけでなく、具体的に分かっていなければなりません。とくに診断が確定したとき、多様な選択肢の中でどのように選んでいくかは、医療者の説明の仕方で変わってくる可能性があります。また、染色体疾患と診断されて妊娠を継続する場合は、女性が子育てへの不安を抱えやすいため、継続的なフォローが必要となってきます。正しい病気の知識はさまざまな意味で大切なのです。

2．21トリソミー（ダウン症候群）

● さまざまな子どもがいることがダウン症候群の特徴

表1に21トリソミー（ダウン症候群）の子どもの特徴を挙げました。ダウン症候群は21番の染色体が3本あり、そのために細胞の働きが一部妨げられて、体の機能が十分でない生まれつきの体質です。21番染色体は比較的小さく、生命にかかわる遺伝子の数も少ないため、多くの21トリソミーの子どもは生存することができます。同じダウン症候群の子どもでも、さ

表1 21トリソミー（ダウン症候群）の子どもの特徴

幅広い所見	ダウン症候群の子には大きな幅があり、元気に育つ子もいれば、障害といってよいほどのたくさんの不都合が最初からみられる子もいる。心疾患など医学的問題を抱えている子どもも多いが、これらは多くが根治可能である
共通の特徴	①筋緊張が弱く全身が柔らかい。早い時期から積極的に体を動かすプログラムが重要 ②知的な発達は健常な人よりゆっくりである。とくに抽象的概念の理解が苦手なことが多い ③生まれつきのいろいろな病気を合併することがある。心奇形が50%程度にみられる。十二指腸閉鎖や鎖肛などは生まれてすぐの手術が必要である
予 後	支援を受けながら地元の学校に通ったり、特別支援学校に入る子どももいる。近年では大学を出て、職を得て自活している人もいる。ただし手厚い医学的ケアや、生活に対してかなりの社会的支援を必要とする人も少なくない

まざまな体の機能の中でどこに問題が起こるかには大きな個人差があります。それは生まれつきの体質に、生まれた後の環境が加わって生じます。

したがって、あるダウン症候群の子どもは、ふつうの子どもとほとんど区別ができないほど元気に育っているのに、ある子には障害といってよいほどのたくさんの不都合が最初からみられたりします。ダウン症候群の子どもの特徴には大きな幅があるので、最初から何か障害をもっていると決めつけるのは間違いかもしれません。むしろ、**さまざまな子どもがいること自体がダウン症候群の特徴**ともいえます。

ダウン症候群の子どもの平均寿命は短く、成人することは難しいといわれた時代も過去にありました。しかし、新生児・小児医療の進歩により心臓疾患をはじめとする合併症の管理が向上したため、平均寿命は60歳近くまで延びています。もちろんダウン症候群は多くの病気の合併症をもつこともしばしばありますが、診断づけられる「ダウン症候群」そのものは、むしろ体質とか素因とよばれるものと考えたほうが、一人ひとりのダウン症候群の子どもを理解しやすくなるかもしれません。

ダウン症候群の子どもに見られる病気など

ダウン症候群の子どもは、心臓疾患、呼吸器疾患、消化器疾患、耳鼻科疾患、精神神経疾患など、さまざまな病気を合併することがありますが、個人差は非常に大きいといえます。心臓疾患は、心室中隔欠損症や房室中隔欠損症（心内膜床欠損症）などが典型的です。消化器疾患は、十二指腸閉鎖や食道閉鎖、鎖肛などが出生時にときどき認められます。中耳炎や副鼻腔炎なども よく認める病気で、耳鼻科的な治療が必要になります。斜視や屈折異常といった眼科的疾患も多く認めます。精神神経疾患はてんかんやうつ症状などがあり、成人後の退行もときにあるといわれます。これらの合併症については医療によって十分に対応できる場合がほとんどです。

ダウン症候群の子どもに共通した特徴があります。生まれつき筋肉の緊張が弱く、身体が柔らかくグニャグニャした感じで、姿勢を保つのにやや苦労することです。出生後しばらくは哺乳もなかなかうまくいかず、発育が進まずに母親が苦労することもあります。骨が成長するためには筋肉の収縮が大きな意味をもちますが、ダウン症候群の子どもは胎児期から胎動がやや少なめのため、大腿骨といった手足の骨の成長が遅れていることがあります。出生後は早い時期から体を積極的に動かして、筋骨格系の発達をうながすような療育プログラムが意味をもちます。

知的な面での特徴は、ダウン症候群の子どもの発達はふつうの人よりもゆっくりであることです。ゆっくり進み、その程度には大きな個人差があります。とくに就学期から青年期にかけて、運動や知的な面、基本的な生活習慣などで他人と比べて遅れが目立ってきます。健常な子どもと比べて、抽象的な概念の理解や、話をしっかり聞いて内容を把握するのが苦手だったりしますが、逆に感受性は豊かで他人に対して思いやりがあり、また形態や空間の認知に優れているともいわれます。

● ダウン症候群の子どもの治療、ケア、リハビリテーション

心臓疾患のある子どもに対してはもちろん治療が必要となります。ひと昔前はこういった先天性心疾患が死因となることが多かったのですが、今では手術となることも多く、ほとんどが治癒にまでいたるようになりました。また、消化器系に異常（十二指腸閉鎖や食道閉鎖、鎖肛など）のある子どもでは、出生後早期の手術が必要になります。耳鼻科的な問題をもつ子どもも多く、中耳炎による難聴を放置しておくと言語発達にも大きく影響するため、適切な耳鼻科的治療を行います。眼科系では斜視や屈折異常（近視、遠視、乱視など）を認めることがあり、こういった問題にはそのつど医学的な介入が必要となります。

このようにダウン症候群で生まれた子どもたちも、病気があれば適切な治療を行います。体質的になりやすい滲出性中耳炎といった病気の予防に注意し、適度な運動や早期からの療育プログラムなど、さまざまな対応が必要になります。**近年重視されているのは、発達支援、すなわちリハビリテーションです**。脳や感覚器官が著明な発達をとげる乳幼児期に集中したリハビリテーションを行うことにより、姿勢や運動発達、言葉の理解や表出、情緒や社会性の発達に大きな変化が期待できます。

学童期以降の発達支援によって、中学校、高校、大学に進む場合もあります。また、地域の授産施設や共同作業所で働き、グループホームで生活している人たちもいます。青年期の就労支援によって、就労による社会参加が可能となる人もいます。大学まで行って学ぶ人はまだまだ少ないのですが、その人の能力にあわせて意欲と環境を整えられることが理想です。ひとくちにダウン症候群といっても幅は広く、将来の可能性の発展が期待されます。

3．18トリソミーと13トリソミー

表2に18トリソミーと13トリソミーの子どもの特徴を挙げます。

● 18トリソミー（エドワーズ症候群）

18トリソミーはエドワーズ症候群とも呼ばれ、その名前のごとく18番染色体が1つ多いものです。染色体の数的異常ではダウン症候群（21トリソミー）の次に頻度が高い疾患です。死産や新生児乳児死亡が多く、生まれた子どものうち1カ月以内に50％以上が、1年以内に90％以上が亡くなるといわれていますので、ダウン症候群に比べるとかなり重い病気であることは間違いありません。

新生児の3,000～5,000人に一人認められ、男児と女児の割合が1：3とされています。ダウン症候群と同じように母親の年齢が上がると、少しずつですが頻度が高くなる傾向があります。上の子どもを18トリソミーで亡くした女性が、次の妊娠のときに非常に心配して遺伝カウンセリング外来を受診されることがよくあります。次子が同じ18トリソミーをもつ確率は、一般の3,000～5,000人に一人の割合よりは上がるのですが、それでも0.5～1％程度とそれほど高くはありません。もちろん出生前診断を望まれるときは、希望に沿って対応していきます。

出生前からの発育成長障害があり、流死産することも珍しくありません。出生直後からの呼吸障害を認め、気管挿管や呼吸補助を要することがあります。90％以上に先天性心疾患を認め、そのほか関節拘縮や口唇口蓋裂などさまざまな先天異常を認めます。比較的高頻度に食道閉鎖を合併しますが、短期的予後を決めるのは食道閉鎖の有無とされています。食道閉鎖の根治術に加え、心疾患の循環器的治療を行うことにより、1年生存率が向上したという報告がありますが、18トリソミーの子どもに外科的手術を行うかについては、周産期施設によって考え方がいまだ異なっています。

表2 18トリソミーと13トリソミーの子どもの特徴

	18トリソミー	13トリソミー
症状	成長障害、呼吸障害、摂食障害、心奇形、消化器疾患、口唇口蓋裂、関節拘縮など	成長障害、呼吸障害、摂食障害、心奇形、口唇口蓋裂、眼科疾患、全前脳胞症など
発達予後	①発達は運動的、知的とも遅れを示す。運動や言葉の使用は難しい。チューブ哺乳や呼吸補助が必要なことがある ②周囲のことは理解し、サインを使ったり笑顔や声で応えたりする	①発達は運動的、知的とも遅れを示す。運動や言葉の使用は難しい。チューブ哺乳や呼吸補助が必要なことがある ②周囲のことは理解し、サインを使ったり笑顔や声で応えたりする
平均寿命	1カ月以内に50%、1年以内に90%以上の子が亡くなるといわれる	1年以内に90%以上の子が亡くなるといわれる

18トリソミーの子どもに対して、出生後にどこまでどのような治療やケアを行うかについてはいろいろな意見があります。これまでは「致死的トリソミー」として生まれた後に医学的な介入を控える傾向も強かったのですが、最近では両親と相談しながら積極的な治療や、ときには延命措置を行うケースも出てきています。実際に、10年以上長期生存した子どもの例も多く知られるようになりました。**18トリソミーの子どもの症状の幅もかなり広いといえます**。合併する病気が重篤で、子どもの予後が厳しいと推測されても、両親の意思を尊重し、その子のためにできる限りの治療を行うこともあります。

● 13トリソミー（パトー症候群）

13番染色体が1つ多い13トリソミー（パトー症候群）においても18トリソミーと事情はよく似ています。頻度は、新生児の5,000〜10,000人に一人くらいとされています。症状としては、前脳の左右分離不全である全前脳胞症、口唇裂や口蓋裂といった身体の正中部の異常がみられます。中枢神経系の異常によって、しばしば痙攣や精神発達遅滞が認められます。80％に重度の心血管系奇形が合併します。18トリソミーと同じように、出生時には気管挿管や呼吸補助がしばしば必要となります。

13トリソミーの胎児が出産にいたるのは10％以下で、90％以上は流死産になるといわれています。羊水検査で13トリソミーの診断にいたる前後に胎児死亡、流産となることはよく経験します。生まれてきた場合でも、その90％は生後1年以内に亡くなるといわれています。近年は長期生存の子どもをよく見かけますが、運動的にも知的にも大きな遅れを認めることが一般的です。したがって13トリソミーの場合も、**子どもの状態を評価しながら、両親とよく相談して医学的治療やケアを行います**。心臓や脳神経の疾患が軽度で容体が安定していれば、外表的な疾患である口唇口蓋裂や多指などに対する形成手術を行うこともあります。

第2章

出生前診断で知っておきたいこと

1 出生前診断とは何か

1．広義の出生前診断と狭義の出生前診断

社会一般で取り上げられるいわゆる「出生前診断」は、妊娠の早い時期に、いくつかの先天疾患をターゲットとして行われるもので、人工妊娠中絶を暗黙の前提としている行為を指します。医療者が考えているよりもう少し特殊な意味で使われることが多く、妊娠中の胎児に何らかの先天的な病気があるかどうかをスクリーニングする検査、たとえば新型出生前診断（non-invasive prenatal genetic testing；NIPT）や超音波検査でNT（nuchal translucency）計測を行い、羊水検査などによって確定診断を行うという一連の過程がイメージされているようです。これをとりあえず「狭義の出生前診断」と呼ぶことにします。

しかし当然のことですが、**医療者にとっての出生前診断はもっと広い医療行為を意味します。もちろん妊娠早期に限定されるものではなく、胎児が娩出されるまでの妊娠中の全ての時期に行われます**。胎児の生死を含む一般状態や発育状況、あるいは胎児の姿勢や動き（胎動）、心臓や循環動態の評価、外表や内臓の異常の有無、先天疾患の有無、そういったものが全て対象となります。超音波検査や胎児心拍数モニタリングといった非侵襲的な方法で繰り返し行われることがほとんどです。これを「広義の出生前診断」とします。

通常の医療においては診断と治療がセットで行われますが、胎児を対象とした医療（胎児医療）でも基本的には同じです。ただし出生前診断においては、ある病的状態に対して唯一でベストの医療的介入が決まらないことがしばしば起こります。また、確定診断がつかない状態で医療者側が意思決定をしなければならなかったり、切迫した状況下において女性側が決断を迫られたり、妊娠継続あるいは積極的治療を行うかといったきわめて個人的な価値観が重視される場面が多かったりすることも特徴といえるかもしれません。

2．出生前診断の目的

「出生前診断」の目的には主に以下の3つがあります。

第一に、**出生前の子宮内の胎児の予後をよくするためにさまざまな治療や処置を行う**という最も一般的な目的です。たとえば胎児治療や胎児手術などがありますが、胎児医療の領域ではまだ限定的で例外的かもしれません。

第二に、**出生前に治療は不可能かあるいは不要な場合であっても、その胎児にとってベスト**

の分娩の時期や方法、場所などについて検討し、また分娩前に関連各科と必要な話し合いを行って分娩後の管理方針を決めるという目的があります。出生前診断の最も一般的な目的です。

第三に、**胎児疾患が診断されたが仮に選択的中絶が可能な時期であれば、妊娠を継続するか、出生後に積極的な治療を行うか、あるいは出生後に看取りを行うかの選択肢を提示して、女性とパートナーの自己決定を促す**という目的があります。これが狭義の出生前診断の目的ともいえるものになるでしょう。

3．広義と狭義の2つの出生前診断は区別できるか

妊婦健診の超音波検査によって胎児の生死を確かめたり、発育や胎位、あるいは胎盤の位置をチェックしたりするのは、安全な出産のためには必要かつ重要なことです。胎児の何らかの病気や異常を積極的に探さなくても、通常の妊婦健診の中でたまたま見つかることは珍しくありません。見つかる時期は問わないために、そもそも広義と狭義の出生前診断を区別することは実際には不可能です。

意図せずにたまたま見つかった胎児の病気を女性に伝えるかは大きな問題になりますが、それが胎児にとって利益になる場合や、女性にとっては自分の子どものことを知る権利があることを考えると、伝えないということもなかなか難しいでしょう。しかし一方で、女性が妊娠した場合、狭義の出生前診断を受けたいか、仮に胎児に障害があったときに積極的に知りたいか、あるいは知りたくないかという意思は尊重されなければなりません。**すなわち事前の意思確認が必要**となってきます。

いかなる目的の診断においても、胎児の何らかの異常が見つかってくるということがあります。狭義の出生前診断を倫理的問題と考える人たちは、一言で言って「選択的中絶の倫理的な可否」をその中心に据えています。しかしだからといって、広義と狭義の出生前診断を厳密に分けることはできず、また一般的にも意図せずに胎児の異常が見つかることがしばしば起こるため、狭義の出生前診断のみを取り上げて是非を問うたり、それを禁止したりすることは医学的にはあまり意味がありません。

2 超音波検査

1．超音波検査の長所と限界

周知のとおり、**出生前の胎児評価において超音波診断は最も基本の検査**です。超音波検査は非侵襲的で何度でも反復して行えることに加え、モニターでリアルタイムに観察可能で、かつ超音波はＸ線と違って胎児への有害作用もないことなどから、妊娠中の検査としてきわめて有用です。1970年代に実用化された当初は影絵のような映像でしたが、その後のテクノロジーの進歩により画像は非常に鮮明になり、4Ｄ画像診断やドプラ法による機能的解析も可能となりました。

しかし超音波検査は、当然ながら「超音波」を使って対象の特性を評価するものであり、超音波と光は空間分解能や深達度といった特性がまったく違うために、**私たちが目で見たそのままのように超音波で画像を作ることは原理的に不可能**です。超音波画像は分解能が低くて微小なものを捉えられず、また表面の色や質感なども分からないため、私たちの通常の視診で一瞬のうちに生体のwell-beingを判断したり、顔貌の異常などによって何らかの先天異常を感じ取ったりするようなまねもできません。超音波は空気や骨といったものときわめて相性が悪く、肺や腹部腸管、骨などの診断に適さないという特徴もあります。

一方で、超音波は物体を透過して内部の断層像を見ることができるという光にはない長所があります。結局のところ、超音波画像は目で見る場合に比べると特有の長所と限界があるので、その点を十分に理解した上で使うことが大切です。今日の超音波断層装置は、最新の技術力をもってあたかも目で見たように忠実に画像をモニターに再現しようとしていますが、結局のところ、それは模倣にしかすぎず、肉眼で見るような像とは別という前提で解釈し、診断することになるでしょう。

2．妊娠初期の超音波診断

妊娠初期の超音波診断には、妊娠の有無から始まって胎児の心拍確認、単胎双胎の確認、双胎であればその膜性の評価、妊娠週数の決定など、一連の重要な役割があります。一般的な産科医療では、正式な分娩予定日を決定した上で通常の妊婦健診に入っていきます。しかし出生前診断の視点からみると、この妊娠初期の超音波診断はもう少し厳密な概念となります。

胎児染色体疾患の診断を可能とするための検査の一環として開発されてきたものを、妊娠初期超音波スクリーニング（first trimester screening；FTS）といいます。この場合のfirst trimester（妊娠初期）は、これまでのデータの蓄積によるエビデンスに基づいた解釈が確立している妊娠11週〜妊娠13週6日までと定義されています。**妊娠初期の超音波診断では、この厳格に定められた時期に、①分娩予定日の確認、②胎児染色体疾患のスクリーニング、③胎児の形態的異常の検索の3点を評価することになります**。

高齢妊娠などを理由として胎児染色体検査を希望する妊婦さんに対して、これまでは妊娠14週から22週までに行う母体血清マーカー検査（クアトロテストなど）や、妊娠16週以降に可能となる羊水検査などの選択肢がありました。これに対し、1990年前半より英国を中心に発展してきたFTSは、胎児の後頸部に認める皮下浮腫であるNTに着目して評価してきました。それにいくつかの血液検査を加えたコンバインド検査（後述）なども開発され、21トリソミー、18トリソミー、13トリソミーといった染色体異常のハイリスク群を抽出できるようになりました。

3．NTと妊娠初期胎児異常スキャン

全ての妊娠初期の胎児には、後頸部の皮膚と組織実質の間に低エコー領域が観察されることがあり、これをNTと呼びます（**図1**）。妊娠11〜13週ころに認められ、14週以降は徐々に消失するのが一般的です。1990年代にNTの増大と21トリソミーとの関係が報告されて以来、そのほかの染色体疾患や先天性心疾患、先天代謝異常といった稀少疾患とも関連があることが知られるようになりました。そのため欧米では、妊娠初期のNT値はその後の妊娠管理に重要

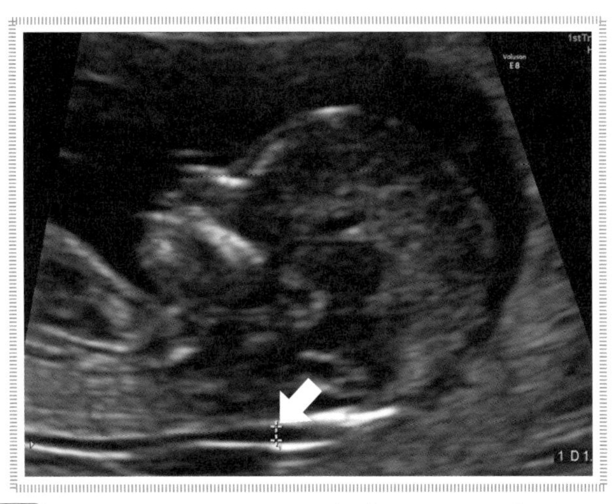

図1 妊娠初期の超音波検査により胎児矢状面で見える後頸部透亮像

妊娠11〜13週ころに認められ、14週以降は徐々に消失するのが一般的である。NTの増大は、染色体疾患や先天性心疾患、先天代謝異常といった稀少疾患とも関連する。

であると位置づけられ、ルーティンで計測されるようになっています。しかし日本ではNTの概念のみが先行して入ってきたことにより、臨床の現場では長く混乱が認められてきましたが、近年、その正しい解釈が普及しつつあります。

NTを評価する際には、計測された時点の妊娠週数およびNTの計測値と、胎児の形態異常の有無の2点に、とくに留意することが重要です。NTの計測に必要な胎児の矢状断では、鼻骨や間脳が確認できる正中断面であることが必要です。最近ではNT値に加えてほかの超音波所見をチェックしたり、母体血中マーカーの値を組み合わせたりして判断しますが、仮にNT単独で評価するときは、3.5mmをカットオフ値とすることが一般的です。3.5mm以上だと母体年齢にかかわらず胎児が染色体疾患であるリスクが上昇し、そのリスクは4mmで約20％、5mmで33％、6.5mmで65％とおおよそ推測されるといわれています[1)]。このようなときは羊水検査の選択肢を提示してもいいかもしれません。

超音波検査でNTの増大を認めた場合は、染色体異常以外の形態異常の有無も検索すべきです。妊娠初期のこの時期に行う超音波検査を妊娠初期胎児異常スキャン（first trimester anomaly scan）といいますが、この検査で発見される異常のうちNTの増大と関連があるものには、先天性心疾患、横隔膜ヘルニア、臍帯ヘルニア、巨大膀胱、骨系統疾患などがあります。無頭蓋症、全前脳胞症、二分脊椎、腹壁破裂、口唇口蓋裂などもスクリーニング可能ですが、これらが単独であるときはNTの増大とは関連性がないといわれています。また、それぞれの染色体異常に合併しやすい形態的異常が知られています。とくに形態的異常が複数みられるときは、その組み合わせからどの染色体異常の可能性が高いかを推測できます。

引用・参考文献

1) Kagan, KO. et al. Prospective validation of first-trimester combined screening for trisomy 21. Ultrasound Obstet Gynecol. 34(1), 2009, 14-8.

羊水検査（羊水染色体検査）

1．羊水検査とは

羊水検査とは妊娠子宮内の羊水を穿刺吸引し、その羊水中の胎児由来細胞を培養することで、おもに胎児染色体を調べる検査です。超音波画像下で母体腹壁から長い針を刺し、羊水を吸引します。妊娠 16 週くらいで行われることが一般的です。羊水検査は 1970 年代初めから行われてきた検査法ですが、今でも出生前診断の中心に位置しています。近年その施行件数が増加していましたが、2013 年の新型出生前診断（NIPT）導入後は一転して少しずつ減少の傾向にあります。

羊水検査は胎児染色体の異常の有無をほぼ 100％判定でき、いまだに出生前診断の第一選択とされることもしばしばです。また、非確定検査である新型出生前診断（NIPT）や母体血清マーカー検査で陽性になったときの確定検査にも用いられます。羊水細胞を用いた先天性代謝異常症の診断や遺伝子診断などにも使用されます。

現在、胎児染色体の出生前診断で行われるいくつかの検査は、確定検査と非確定検査の 2 つに大別されています。確定検査にはこの羊水検査のほかに絨毛検査や胎児採血などがあります。

非確定的検査はスクリーニング検査と考えてもらえればよいと思います。非確定的検査には、NIPT やコンバインド検査、母体血清マーカー検査などがあります。羊水検査以外の検査、とくに NIPT については次節で詳述しますが、ここでは羊水検査について具体的に説明します。

2．羊水検査の実際

羊水検査は原則として外来で行います。検査の説明と同意取得を行った後、排尿後にベッド上に仰臥位にします。最初に超音波検査によって胎児と胎盤の位置を確認して、母体腹壁上の穿刺場所をおおまかに決めます。母体腹壁を十分に消毒し、穿刺予定部位に局所麻酔を行います。経母体腹壁的に穿刺して、針の先端が子宮内の羊水腔に達したところで、針に注射器をつけて羊水を吸引します。母体細胞の混入を防ぐために、最初の 1 mL の羊水は破棄し、その後 20mL 程度の羊水を採取して針を抜去します。

羊水穿刺を失敗する原因は、その多くが羊膜と絨毛膜の剥離、すなわち「テンティング（tenting）」と呼ばれる現象によるものです。妊娠 18 週未満では卵膜が羊膜と絨毛膜に分離しやすく、針が絨毛膜を刺しながら羊膜を通すことができないと、その間にフリースペースができてしまいます。そうなると再穿刺をしてもうまく針が羊水腔内に到達できなくなります。羊水穿刺を行うときは、子宮壁すなわち卵膜に対してなるべく垂直に、スナップを利かして最初の一発で決めることが大切です。

羊水検査そのものはだいたい10～15分で終わりますが、その後2時間ほどベッド上安静とし、もう一度超音波検査を行って胎児心拍や穿刺部位に問題がないことを確認して終了となります。当院では、処置後の感染予防のための内服の抗菌薬を2日間分処方しています。

3．穿刺後の注意

注意しなければならないのは、1％程度の例に、穿刺後のピンホールからわずかな羊水漏出が起こることです。これはいわゆる破水や流産などとは違って、あくまでも刺した所の穴からの羊水の漏れなので、数日間の安静によって自然に治癒します。感染予防などを考えて、念のため入院してもらい経過をみたほうがよいでしょう。一度羊水がほとんどなくなり、その後自然に再貯留してそのまま問題なく妊娠が経過した極端な例もあります。

そういった合併症があり得ることも事前にきちんと説明した上で、自宅で注意してもらう必要があります。したがって、帰宅した当日はあまり無理をせず安静にするよう指導します。翌朝に起きて何も問題なければ、後は通常どおりに生活してかまいません。

検査結果は、通常の染色体Gバンド法であれば2～3週間かかるのが一般的です。染色体の数的異常の有無のみであれば、FISH法という検査を追加すれば数日以内に結果を出すことが可能です。羊水検査にかかる費用は、専門家による本格的な遺伝カウンセリングの有無や医療施設によって大きく変わってきますが、1件につきおおよそ10～15万円というところが多いようです。

4．羊水検査のリスク

起こり得る合併症としては、胎児死亡、流早産、破水、出血、感染などが挙げられます。幸いなことに母体の出血、感染、敗血症などの合併症はきわめてまれで、母体に対して重大な障害をもたらした例はほとんどありません。

羊水検査には流産のリスクがあるといわれ、それが無侵襲の検査であるNIPTを選ぶ妊婦さんが増えている理由ですが、**実際のところ羊水穿刺そのものによって生じる流産のリスクはそれほど高くはありません**。一般には0.3～0.5％程度とされています。300人に一人程度と説明するのが分かりやすいかもしれません。

羊水検査が行われる妊娠16週ころは、検査を行わなくても自然に流産することがまれにあります。この妊娠中期に自然流産する胎児はもともと何らかの先天異常をもつ場合がほとんどです。羊水検査を行うケースは高齢というリスクをもっていたり、超音波検査で何らかの異常を指摘されたりすることが多いので、一般よりも自然流産の確率が高いことは間違いありません。羊水検査の後に胎児死亡や流産が起きても、個々の流産が穿刺行為に直接起因したものかを判断するのはほとんど不可能です。

memo

4 新型出生前診断（NIPT）

1．NIPTとは何か

「新型出生前診断」という名前はメディアが付けたもので、**正式には「無侵襲的出生前遺伝学的検査」、英語では“non-invasive prenatal genetic testing”、略してNIPT**といいます。妊娠している母体から10〜20mLほどの採血を行い、胎児の染色体の病気の有無を調べる検査です。胎児の染色体の病気の4分の3を占める21トリソミー（ダウン症候群）、18トリソミー、13トリソミーが対象となります。従来の出生前スクリーニング検査に比べると桁違いに精度が高いとはいえ、出てくる結果は確率的なものであるため、非確定的検査、すなわちスクリーニング検査に分類されます。

この検査は、妊娠している女性の体を流れている血液にわずかに含まれる胎児由来のセルフリーDNAを利用して、胎児の染色体の病気の有無を調べるものです。母体血漿中にはアポトーシスを起こした胎児細胞の核の中から染色体が放出されますが、セルフリーDNAはその染色体の多数の断片として存在します。妊娠している女性の血漿中には胎児と母親の両方のセルフリーDNAが含まれていて、胎児由来のDNAはその中の約10％を占めるといわれます。胎児由来のセルフリーDNAは、胎児そのものからというよりは、胎児と遺伝学的に同一である胎盤絨毛の細胞が死んだ後に脱落し、その一部が母体血中に入って循環しているものであることが知られています。

ヒトゲノム計画による全遺伝子配列の決定（2003年）と、同じころに出てきて急速に進歩した次世代シークエンサー（next generation DNA sequencer；NGS）の2つの大きな技術的達成がNIPTを可能としました。母体血漿中にある多量のセルフリーDNAをシークエンスして、どの染色体の由来であるかを明らかにして、それぞれの染色体別のセルフリーDNAの数を定量することによって、染色体のトリソミーを統計学的に判定していきます。

2．検査の精度はどのくらいか

臨床検査の精度は、「感度」と「特異度」で定義されるのが一般的です。ダウン症候群を例にとると、**ダウン症候群の子どもを妊娠している全妊婦のうち、この検査で「陽性」となる割合が「感度」、21トリソミーではない（すなわち健常の）子どもを妊娠している全妊婦が検査で「陰性」となる割合が「特異度」です**。最も多く使われているシーケノム社のNIPT検査では、感度が99.1％、特異度が99.9％とされています。この感度、特異度というのは、検査をする立場からの評価になります。

検査を受ける妊婦さんにとって意味があるのは、もし検査で陽性となったときに、本当に21トリソミーである確率はどのくらいか、逆に検査で陰性となったときに、そのとおり21トリソミーでない確率はどのくらいかということです。**これらをそれぞれ「陽性的中率」「陰性的中率」といいます。「感度」「特異度」とよく似ていますが、まったく違う意味をもちます**。

「感度」「特異度」から「陽性的中率」「陰性的中率」を求めるには、事前リスクという概念を導入する必要がありますが、結論だけをいうと、陽性的中率は年齢によって変化し、35歳で80％、38歳で90％くらいと計算されます。一方、陰性的中率は年齢にかかわらず99.9％という結果でした。これはNIPTで陽性と出れば、実際に21トリソミーである確率は年齢によって80～90％くらいであるのに対し、陰性と出ればまずそうではないと考えてよいということです。検査前の遺伝カウンセリングでもそのことが明確に分かるように説明します。

3．検査の利点と限界

NIPTの利点は検査自体の侵襲性の低さにあります。従来の羊水検査や絨毛検査は母体腹壁などに針を穿刺し、子宮内から直接羊水や組織を採取するため、疼痛があったり流産のおそれがあったりして、女性に検査を受けることをためらわせていました。しかしNIPTは採血だけで胎児の染色体のスクリーニングができることが、高いニーズを生みだしているといえます。

しかし、NIPTの検査としての限界は3つあります。1つは母体血を用いた非確定的な検査であり、結果は確率で表されるため、陽性となった場合は羊水検査などの侵襲的な確定検査が必要であることです。逆に偽陰性はめったにないので、確定診断は不要とされます。2つめに、染色体の検査対象が現在のところ13番、18番、21番の3つのトリソミーに限定されていることです。最後に検査自体の費用が高額であることや、検査実施施設が限られていることがあります。

ただしこれらの限界は、技術的進歩により将来は解消されていくでしょう。NIPTはあくまでもスクリーニング検査ですが、今後のさらなる精度の向上により確定診断に近づく可能性は高いといえます。欧米ではすでに、NIPTのオプションとして全染色体の数的異常や、さらに染色体の細かな構造異常の有無まで分かるようになっています。また、検査実施施設が限られていて検査へのアクセスが悪いのも、単に国内での認定制度の要件が厳しすぎるためであり、検査そのものの欠点というわけではありません。さまざまなタイプのNIPTの施行が認められ、かつ検査実施施設が増加すれば、それだけ選択肢も増えて検査費用も下がることが予想されます。

4. 検査を受けるまで

NIPT の適応

現在のところ NIPT の適応は、35 歳以上の高齢妊娠の方、上の子どもがダウン症候群や 18 トリソミー、13 トリソミーのいずれかの既往がある方、超音波検査や母体血清マーカー検査で何らかの異常所見が指摘された方のいずれかに限られています。NIPT を受けたいと妊婦さんから相談を受けたときは、こういった検査適応があるかをまず確認してください。検査の適応があって、妊婦さん本人の希望がはっきりしているときは、その意思は尊重されるべきでしょう。

ただしそのときには、**妊婦さんの心配や不安などを聞いてみてください**。実は、これはとても大切なことです。何が心配なのか、何を不安に思っているのか。それは年齢のことかもしれないし、自分の上の子どものことかもしれません。あるいは友人から聞かされた、友人の体験のこともあるでしょう。妊婦さんが感じていることは、実は医学的にはあまり根拠のないことや、NIPT とは関係のない、まったく別の問題であることもあります。こういった漠然と感じていた不安や心配を、妊婦さんが口に出して説明しているうちに、不安や心配そのものが本当はどこからきているのかを自分で理解して、次第に落ち着いてくることもあります。

実際に妊婦さんの話を聞いているだけで問題そのものが解決してしまうことをしばしば経験します。忙しい外来の中でたいへんなことも多いと思いますが、可能なかぎり妊婦さんの気持ちをよく聞いてあげてください。その上でやはり検査を望むのであれば、妊婦さんの希望に沿って手配するべきでしょう。予約の方法は、医療機関からの紹介・申し込みで行っている施設と、個人からの申し込みに限定している施設に分かれています。

検査の実際

NIPT を受けるときは、全ての医療機関で予約制になっています。検査にあたって遺伝カウンセリングが必須になっていて、30 分〜1 時間程度かかります。遺伝カウンセリングの内容については第 3 章で具体的に説明しますが、**妊婦さんとパートナーの理解と意思の確認が大切なので、二人での来院が原則**です。

多くの施設では遺伝カウンセリングを受けた当日に、同意書にサインし、そのまま検査を受けることになります。ただし施設によっては、時間をおいて意思を再確認するところもあり、採血はあらためて別の日になることもあります。検査費用は医療施設によってまちまちですが、だいたい 15 万円前後というところが多いようです。

NIPT の結果は採血後の 2 週間くらいで分かります。検査は妊娠 10 週以降であればいつでも可能です。ただし胎児が染色体の病気であれば妊娠を諦めることをカップルが考えているのであれば、確定検査のために羊水検査が必要となるので、どんなに遅くとも妊娠 16〜17 週には NIPT の結果が出ていなければなりません。すなわち実際に NIPT 検査が行われるのは、妊娠 10 週から、遅くとも妊娠 15 週くらいまでの期間になります。

● NIPT の結果の解釈

NIPT の結果は、21 トリソミー（ダウン症候群）、18 トリソミー、13 トリソミーそれぞれについて、「陽性」「陰性」「判定保留」のいずれかで返ってきます。検査の限界のところで説明したように、「陰性」とされれば高い確率で染色体の病気が否定されます。陰性でありながら実は染色体の病気であった（これを「**偽陰性**」といいます）のは、およそ 9 千分の 1 というきわめてまれな数字なので、妊婦さんにはとりあえずは安心してもらっていいだろうということです。

逆に「陽性」のときは、ある一定の割合で染色体の病気であることを意味します。たとえばダウン症候群においては、陽性のときの具体的な割合は年齢によって変わってきて、35 歳では 80％、38 歳では 85％、40 歳では 90％以上とされています。年齢が上がるほど実際に染色体の病気である確率が高くなりますが、それでも 100％ではないので羊水検査による確定診断が必要となります。羊水検査を行って胎児が正常と分かったとき、これを「**偽陽性**」といいます。18 トリソミー、13 トリソミーの場合もほぼこれに準じて考えます。

0.3％程度ときわめてまれですが、「判定保留」という結果が出ることもあります。判定保留だったときは、仮に妊娠週数的にまだ余裕があれば、再検査を行います。再検査によって半数以上のケースでは結果が出てきます。羊水検査を想定すると時期的に間に合わない場合では、採血をせずにそのまま羊水検査を行うか、それとも検査を諦めるかを、カップルとよく相談して決めなければなりません。

5 そのほかの出生前診断

1．妊娠初期コンバインド検査

「ファーストスクリーン検査」「マターナルスクリーン検査」「オスカー検査」などと呼ばれている検査です。妊娠11～13週の母体血採血と、超音波検査での胎児のNT計測を組み合わせた胎児染色体異常のスクリーニング検査（非確定的検査）です。対象として想定される胎児染色体疾患は、21トリソミーと18トリソミーであることがほとんどです。

検査原理としては、母体年齢から推定されるリスクをベースとして、採血から2種類の血清マーカー（PAPP-Aおよびfree-βhCGなど）の血中濃度と、超音波検査で胎児のNTを計測し、これらから胎児が染色体異常であるリスクを算出するものです。計算されたリスクは検査によって基準が異なりますが、たとえば染色体疾患が220分の1以上あるとされた場合はハイリスクとされ、羊水検査といった確定的検査が勧められることになります。

欧米では産科診療の中にルーティンとして取り入れられており、2～3万円と比較的リーズナブルな費用で検査が受けられるので、日本においても近年それなりの需要が出てきているようです。母体からの採血という非侵襲的な検査であり、「21トリソミー陽性」といった判定が出ると、羊水検査などの確定検査が行われることになるので、出生前検査を検討している妊婦さんからみれば、一見NIPTと同じような検査に見えます。検査の精度が落ちる分だけ費用が安いということで、どちらを選ぶか迷われる人もいます。

しかしこの両者は、比較の対象にならないほど検査の意味がまったく違います。「21トリソミー陽性」となったとき、この妊娠初期コンバインド検査では子どもが21トリソミーである確率はたとえば「220分の1以上」ということを意味します。そしてこのハイリスク群の陽性的中率はだいたい2～3％くらいとされています。一方、NIPTの「21トリソミー陽性」の陽性的中率は80～90％以上であり、陽性的中率という妊婦さん視点におけるリスクの正確さの次元が異なります。とくに妊娠初期コンバインド検査では年齢のリスクを基準として計算されますので、基礎リスクが200分の1を超える37歳以上の人の多くは「陽性」と判定されます。したがって、もともと高齢妊娠の方はこの検査を受ける意味があまりないかもしれません。そういったことをきっちりと説明する必要があります。

2．妊娠中期母体血清マーカー検査

妊娠中期母体血清マーカー検査は、具体的には「クアトロテスト」とか「クアッドスクリーン」といった名前で知られています。妊娠15～17週くらいに母体から採血を行い、母体血中の4つの化学物質（AFP、uE3、β HCG、インヒビンA）値の増減により、子どもの21トリソミー（ダウン症候群）と18トリソミーの2つの染色体の病気の確率を求めます。かつてはインヒビンAを除く3つの物質を使った「トリプルマーカーテスト」として有名でしたが、いまでは上記の4つが使われることが一般的になりました。また、AFP値を用いて開放性神経管疾患のリスク算定も同時に行います。

結果は、妊娠初期コンバインド検査と同じように何百分の1、何十分の1という確率で算定されます。それが検査ごとに決まっている基準値、たとえば250分の1以上のとき「スクリーニング陽性」と判定されて、羊水検査が推奨されます。やはり年齢固有のリスクがもとになるため、高齢で検査を受けると多くが陽性となってしまうという問題があります。また妊娠15～17週という遅い時期に行われるために、確定検査である羊水穿刺まで時間的な余裕が少ないことが欠点です。

妊娠初期コンバインド検査や妊娠中期母体血清マーカー検査は非確定的検査（スクリーニング検査）であり、いずれもまあまあ高い感度（80～90％）である一方、陽性的中率（2～3％）のほうがきわめて低いことが特徴です。侵襲度が低い母体採血であり費用も安くなっています。すなわちある集団における全妊婦を調べてハイリスク群を抽出する、いわゆるマススクリーニングとして設計された検査と考えていいでしょう。個々のカップルが説明を受けた後に自分たちで検査を受けることを決めるという日本の状況では、あまり適切ではない検査かと思います。

3．絨毛検査

絨毛とは胎盤ないしは将来胎盤となっていく組織を指します。卵は受精後に分裂を繰り返し、一部は胎児へ、一部は胎盤に分化していくため、基本的に絨毛は胎児と染色体や遺伝子が同一と考えられます。絨毛検査（chorionic villus sampling；CVS）は妊娠10～13週くらいの時期にその絨毛組織の一部を採取し、染色体や遺伝子を調べる目的で行う検査です。胎盤が完成する妊娠14～15週以降に行われる場合は胎盤生検（placentocentesis）と呼ばれることもあります。

検査はおもに経腹的に子宮内に穿刺して絨毛を吸引採取する方法と、経腟的に子宮内にカテーテルを挿入して吸引採取する方法の2つがあります。後者のほうが痛みも少なく、多くの量の検体が採取できるというメリットがありますが、感染のリスクが少し高いともいわれています。胎盤そのものを傷つけて組織を採ることになりますので、羊水検査に比べ流産リスクは高く、おおよそ１％程度とされています。

絨毛検査は検体量が十分採れ、そのまま DNA を抽出できるので、出生前胎児遺伝子診断によく用いられます。もちろん染色体検査を行うことも可能です。しかし、ときに胎児と絨毛の染色体が異なる胎盤限局モザイク（CPM）という現象があることが知られており、結果の解釈には十分な注意が必要です。流産率の高さと胎盤限局モザイクの存在のため、ルーティンの胎児染色体検査として用いることにはいまだ議論があります。

memo

第3章

スタッフにとっても重要な遺伝カウンセリング

1 遺伝カウンセリングとは

一般的な「カウンセリング」とは、広い意味では人間理解、コミュニケーション、さまざまな心理的援助などの技術を指します。看護領域では、患者の話や訴え、気持ちの理解や適切なコミュニケーションの取り方を学ぶために、近年ではカウンセリングの講義や実習を行うことは珍しくありません。遺伝カウンセリングは、医療カウンセリングの一分野とされ、一般的なカウンセリングの考え方を前提として、周産期領域ではとくに遺伝や出生前診断、胎児異常、流死産などを扱います。

1．遺伝カウンセリングの定義

遺伝カウンセリングにはいくつかの定義がありますし、時代によっても少しずつ変化しています。一般的には、双方向の対話の形を用いて遺伝学的な情報などを提供することにより、クライエントが自律的に望ましい行動を選択できる、すなわち「自己決定」できるよう援助するコミュニケーション過程と定義されます。分かりやすく言い換えれば、カウンセラーがクライエントの悩みや問題点を共有し、互いに協力して解決を目指す共同作業ということになるでしょう。専門的な情報の提供や特殊検査のコーディネートといったことが遺伝カウンセリングに含まれるのは当然ですが、**クライエントがそういった専門的情報によって自律的に選択できるように援助したり、遺伝に関する不安や苦悩の解決を目指したりする行為こそが遺伝カウンセリング**になります。

それでは、出生前診断、特にNIPTにおける遺伝カウンセリングはどのようにあるべきでしょうか。2013年に日本産科婦人科学会から出された「母体血を用いた新しい出生前遺伝学的検査に関する指針」[1)]では、1999年の「母体血清マーカーに関する見解」を援用して、NIPTの前後に検査の意義の説明と遺伝カウンセリングを十分に行う必要性を強調しています。その遺伝カウンセリングの具体的な内容については、指針の中のV章「検査を行う前に医師が妊婦さんおよびその配偶者（中略）に説明し、理解を得るべきこと」の部分に列挙されています。

その内容は以下の5点です。

①生まれてくる子どもは誰でも先天異常などの障害をもつ可能性があり、それは個性の一側面として捉えられ、幸か不幸かということにはほとんど関連はないこと。

②本検査の対象となる染色体異常（13番、18番、21番の染色体の数的異常）の最新の情報（自

然史を含む）についての説明。

③本検査の特徴、すなわち染色体異常の中でも上記の3つに限られることや、確定のためには羊水検査などの侵襲検査が必要となること。

④検査の結果の解釈についての説明、すなわち陽性、陰性、判定保留のそれぞれの意味について。

⑤次の段階の選択肢となり得る羊水検査についての説明。

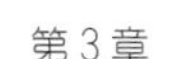

その後には、「以上の事項を口頭だけでなく、文書を渡して十分に説明し、理解が得られたことを確認した後に、検査を受けることについて文書による同意を得て、その同意文書を保管する」と続きます。つまり、これらの5点についてクライエントに分かりやすく、かつ十分に説明することが求められていると理解されます。実際にこれらのことは、極めて重要な内容ばかりです。特に①の**「障害はその子どもの個性の一側面でしかなく、障害という側面だけから子どもを見るのは誤りである」ことの大切さ**は先にも強調したとおりです。

しかし、いくら分かりやすく説明し、そのことの大切さを相手に強調しようとも、それ自体は遺伝カウンセリングには決してなりません。遺伝カウンセリングとは、「説明」や「説得」ではないのです。遺伝カウンセリングの目的とは、例えば「障害は個性の一側面である」ということを相手に理解させるのみならず、「障害は個性の一側面」という認識によって、クライエントの行動変容を引き起こすことにあります。

2．遺伝カウンセリングの基本姿勢

● 夫婦ないしはパートナーと一緒の受診を原則とする

このことは当たり前のように思えますが、あらためて強調されるべき原則です。もともと妊娠、分娩、子育てについては、女性に大きな負担が掛かりがちになるのですが、パートナーがそこにどの程度主体的に関わろうとしているかが出生前診断の1つのキーとなります。疾患や障害をもつ子どもを抱えた家庭では、母親に精神的、肉体的な負担が集中することが多く、このときパートナーの役割は重要です。出生前診断をめぐる自律的決定については、妊婦さんとパートナーがよく話し合って決めることが原則です。

二人で受診することの副次的な効果として、少しリラックスした雰囲気でカウンセリングを進められることがあります。一人が聞き漏らしたり理解できなかったりした場合でも、カウンセリング終了後に二人の会話の中で理解が深まることがあります。ただし、カウンセラーは、妊婦さんだけでなくパートナーの考え方や反応にも十分注意を払わなければなりません。決して一方だけにしゃべらせないよう気を配らなければならないため、負担はやや大きくなります。

クライエントの自律的決定を尊重する

カウンセリングの基本となる考え方は、人はたとえ危機的状況にあっても、正確な情報が与えられ理解することができれば、適切な対応ができるというものです。だからこそ、クライエントの自律性が尊重されるのです。特に、子どもを産む産まないとか、障害や生まれつきの疾患をどう捉えるかは、極めて主観的な問題です。家族や第三者から見てクライエントにとって善かれと思うことと、クライエントの望むことが違う場合は、遺伝カウンセラーはクライエントにとって、どちらが適切かを考えるべきなのでしょうか。

その人にとって何が幸せで何が不幸せかを決めることが他人にできないならば、仮にそれが遺伝カウンセラーの信念にそぐわない自己決定であったとしても、クライエントの自律性を最大限に実現していくことが、遺伝カウンセリングにおいて重要になってくるのだと思います。また、クライエントの選択によって生じた結果の責任をとるのは、第三者ではなくクライエント自身なわけですから、自律性・主体性の尊重は重要となってくるのです。特にNIPTにおける遺伝カウンセリングでは、検査のマススクリーニング化を避けるという意味で「非指示」を徹底する必要もあります。

クライエントへの絶対的受容と共感的態度を基本とする

クライエントの選択は完全な自律的決定によるものとはいえ、その選択による行為は社会通念や倫理規範に沿ったものであることが望ましいのは当然です。もしその選択が出生前診断への誤解に基づいていたり、障害者に対する強い偏見があったりする場合には、カウンセラーとしてきちんと対応する必要があります。最終的には、クライエントの「好ましい行動変容」を目指す必要があるため、遺伝カウンセリングに教育的な要素や指導的な場面が入ることもたまにあります。その意味で、遺伝カウンセリングは純粋な心理カウンセリングとは違った側面をもっています。

カール・ロジャースは20世紀のアメリカを代表する心理学者で、心理カウンセリングの基本的な理論をつくり上げた人です。彼のカウンセリング理論によると、クライエントの行動変容は自己概念そのものが変わることにより起こるのであり、その自己概念を変える最も強い原動力は、クライエント自身の意思の力だと言います。そのための第一歩は、**カウンセラーがクライエントの気持ちを受け入れること、すなわち絶対的受容と共感的態度が重要**とされています。

カウンセリングがうまくいくかどうかは、最初の「出会い」が大切といわれます。「このカウンセラーは自分の気持ちを分かってくれそうだ」とクライエントが感じることができれば、後のカウンセリングはスムーズにいくことが多いです。このことから、カウンセラーは初対面に全てを懸けるといっていいほど、その一瞬を大切にします。

表1 基本的な対話の技術

①相手が自分の気持ちを表明しているときはゆっくり「傾聴」する
②対話を利用して、クライエントの気持ちを受け入れているのだという意志を積極的に示す
③相手の気持ちを受け入れていることを態度で示す

逆に、「このカウンセラーは自分の気持ちを分かってくれない」とクライエントが感じれば、いくらカウンセラーが専門的情報に詳しく、良い判断能力をもっていても、カウンセラーが求めるような好ましい行動変容は起こりにくいといわれています。クライエントに「自分の気持ちを分かってくれる」と感じさせるためには、カウンセラーが相手の気持ちを受け入れなければなりません。

具体的に、カウンセラーが相手の気持ちを受け入れていることをどのように表現すればよいのでしょうか。基本的な対話の技術を**表1**に示します。

引用・参考文献

1) 公益社団法人日本産科婦人科学会倫理委員会・母体血を用いた出生前遺伝学的検査に関する検討委員会. 母体血を用いた新しい出生前遺伝学的検査に関する指針. 2013. http://www.jsog.or.jp/news/pdf/guidelineForNIPT_20130309.pdf(2020年10月28日閲覧)

2 遺伝カウンセリングの実際

一般的に、遺伝カウンセリングが扱う時期は、①これからの妊娠のリスクや出生前診断などの出生前の時期、②先天異常などの児の診断や情報提供を行う小児期、③成人発症の遺伝性疾患や家族性腫瘍に関する成人期の大きく3つに分かれます。出生前を例にとると、「上の子ども、あるいは血縁者に遺伝性疾患があるとき、次の子どもが同じ疾患に罹患する確率はどの程度か」や、「高齢妊娠のリスクはどの程度か」「いとこ結婚を希望しているが遺伝的にどのような問題があるか」などの内容であり、最近は「○○病の出生前診断は可能か」といった相談も増えてきています。

遺伝カウンセリングは、実施するタイミングが重要です。遺伝性疾患の診断結果後にカウンセリングを行うのではすでに遅く、陰性と思って受けた検査結果が陽性だったときのストレスは極めて大きいことが知られています。検査前から、検査の意義、重要性、診断基準、結果の対処などをカウンセリングする必要があります。また、遺伝カウンセリングが扱う問題は、クライエントだけではなく家族にも関わるので、家族もクライエントとして考慮することで、問題解決が促進されることがあります。

場合によっては、診断告知を受けた両親に対して子どもの障害受容を援助したり、治療の紹介や関連機関へのコーディネートなどを行ったりすることもあります。実際の遺伝カウンセリングに当たっては、カウンセリング技術以外にもさまざまな知識、態度、技術が要求されます。人類遺伝学や遺伝医学だけでなく、法律、ガイドラインの知識、倫理や社会通念への理解など、高度で幅広い専門性が求められます。ここではNIPTを例として、遺伝カウンセリングの具体的な方法を説明します。

1．NIPTの遺伝カウンセリングの目的

NIPTの遺伝カウンセリングの目的は、妊婦さんや家族の心配や不安を明らかにして、協力してその問題を解決することにあります。その共同作業の過程でNIPTが問題解決の助けになると判断されれば、検査を選択することになります。**このとき遺伝カウンセリングは、単に検査についての理解を深めるだけでなく、生まれてくる子どもへの不安に対して、妊婦さんが正面から立ち向かえるようにすることに主眼がある**といってもかまいません。

検査を希望して来る方々は、それぞれ独自の事情を抱えています。したがって、正しい遺伝

カウンセリングとか、適切な流れに沿った遺伝カウンセリングというものをあらかじめ用意することはできず、いつもケースバイケースで対応することになります。ここでは、私たちが行っている遺伝カウンセリングのやり方を紹介します。

当院での NIPT の遺伝カウンセリングは、三部構成で行われます。所用時間は通常は 60 分程度です。遺伝カウンセリングを途中で休止し、二人だけでしばらく相談してもらってから、また再開ということもしばしばあります。遺伝カウンセリングでは、超音波検査といった実際の診療は行わないのがふつうですが、それはカウンセリングと診療行為とを独立させることと、限られた時間を有効に使うためです。なお、一般的には何らかの問題をもってカウンセリングを受けに来る来談者のことを「クライエント」、クライエントとの面談を通して援助や支援を行う専門家を「カウンセラー」といいます。

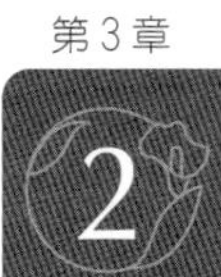

2．医学的な情報の収集

最初は、受診目的や状況の聞き取り、既往歴、家族の状況などを聞きます。**医学的情報を聞くことは、遺伝カウンセリングの導入として大切です**。カウンセラーにとっても、通常の診療と同じ形で始めることができるので話のきっかけをつくりやすく、妊婦さんにとっても一般的に答えやすい質問だからです。これらのやりとりから、出生前診断の希望の概略を理解していきます。

妊婦さんは検査を受けることを目的として受診されますが、ここで希望する内容とその背景を詳しく確認することは重要な意味をもちます。**自分から進んで希望したのか、パートナーあるいは親族から強く勧められたのか、採血のみで検査できる NIPT を初めて知ったからなのか、マスコミ報道で検査の存在を知りあらためて年齢に不安を覚えたからなのか、そういった背景によってカウンセリングの仕方は当然変わってくるからです**。

必要ならば、カウンセラーは比較的シンプルな家系図を作成しておくとよいでしょう。通常、遺伝カウンセリングにおける家系図の作成は、遺伝形式や再発危険率の推定のために行いますが、出生前診断では家族関係を理解するのにとても有用です。妊婦さんが NIPT を受けようとする場合、あるいは検査結果に何かあった場合にどういった選択をするかは、家族関係から影響を受けることが多くあります。したがって遺伝カウンセリングにおいては、同居している家族はだれか、どのような職業なのか、どういった意見をもっているかがとても重要になります。

医療施設によっては遺伝専門医のほかに認定遺伝カウンセラーや遺伝専門看護師などがいて、遺伝専門医と役割分担をして協力しながら遺伝カウンセリングを実施するところもあります。その場合、こういった医学的な情報の収集は、プレカウンセリングという形でカウンセラーや看護師が担当する場合が多くなります。

3．NIPT の遺伝カウンセリングの実際

ここから記載するNIPTの遺伝カウンセリングの手順は、医療施設によってそれぞれ異なってくるかと思いますが、私たちが実施している方法を例として紹介します。

まず、妊婦さんにNIPTを希望した動機、検査については本人とパートナーのどちらから言い出したことかなどをあらためてていねいに確認した後、仮に検査を進めて最終的に赤ちゃんに何らかの染色体の病気がみつかったらどうするかをカップルに尋ねます。ここで、受診するにあたって、あらかじめそのことを考えてきたのか、相談してきたのかを確かめます。

検査の説明の前にこれを確認しておくのは、以後の情報提供とインフォームド・コンセントの取得に関連します。先に解説したように、**遺伝カウンセリングでは、産む／中絶する選択について自分で決めること、すなわち「自己決定」が決定的に重要です。そのことをすでに自分で理解しているのかを確かめ、もしそうでなければ遺伝カウンセリングの最初にその重要性をきちんとわかってもらいます**。どんなときでも自分たちで考え決めていくことが大切であり、もちろん検査結果が出た後で二人の結論が変わることがあっても、それはかまわないのです。

上記のことさえカップルがきちんと認識できていれば、検査の対象となっている染色体の病気の具体的な説明を行います。NIPTの対象となるダウン症候群や18トリソミー、13トリソミーについて、カップルが事前にどの程度具体的に知っているかがポイントです。このときは用意された資料に基づいて順に話すことが多いでしょう。偏りなく過不足なくこれらの染色体の病気をきちんと説明できるかに、遺伝カウンセラーとしての力量が現れてくるといっても過言ではありません。

最後にNIPTという検査についての情報提供を行います。検査の結果（すなわち陽性、陰性、判定保留のそれぞれ）の意味、とくに陽性的中率、陰性的中率について誤解のないよう説明します。そして、**仮に陽性であれば、かならず羊水検査などの確定検査が必要となることを強調します**。陽性者は希望に応じて小児遺伝専門家と直接面談する機会をもち、あらためてきちんと染色体疾患について説明を受けることも可能と伝えます。

4．妊婦さんとパートナーのインフォームド・コンセント

NIPTの説明では、検査のメリットとデメリットをあますことなく伝え、妊婦さんとパートナーに検査を受けるかどうか決定を促すことになります。繰り返しになりますが、妊婦さんが自らの状態を理解し決断するために援助していくのが遺伝カウンセリングです。**一方方向の説明にとどまることなく、妊婦さんとパートナーの自律性を尊重し、決して遺伝カウンセラーの勧めるところを押し付けないように気をつけなければなりません**。それを「**非指示的カウンセリング**」といい、遺伝カウンセリングの要諦ともされています。

NIPTを受けるにあたって自律性がとくに尊重されるのは、自覚がないまま流れ作業的に説明されて検査を受け、その後陽性といった結果が目の前に突然つきつけられ、混乱を起こすケースがしばしば出てくるからです。また、妊婦さん自身はあまり検査を受けることに乗り気でないケースもまま見受けられます。たとえば舅姑から費用も負担するからと、なかば強要に近い形で勧められていたケースなども経験します。**あくまでも個人の自律性を尊重したていねいな遺伝カウンセリングは、そのためにも必要です**。

インフォームド・コンセントを取得した後は、10〜20mL程度の採血を行います。結果が出るまでに2週間程度かかりますので、だいたい2週間後の外来を予約します。結果の説明もカップルでの受診を原則としていますが、パートナーの都合がつかないときは本人のみでも可としています。ただし、陽性や判定保留の結果が出た場合は、事前に電話で連絡し、二人での来院をうながすようにしています。

引用・参考文献

1) 公益社団法人日本産科婦人科学会倫理委員会・母体血を用いた出生前遺伝学的検査に関する検討委員会. 母体血を用いた新しい出生前遺伝学的検査に関する指針. 2013. http://www.jsog.or.jp/news/pdf/guidelineForNIPT_20130309.pdf(2020年10月28日閲覧)

3 遺伝カウンセリングとは何でないのか？

「遺伝カウンセリング」とは何かを具体的に理解するのは、なかなか難しいです。「100人のカウンセリー（クライエント）と100人のカウンセラーがいれば、少なくとも10,000種類の遺伝カウンセリングが存在し得る」[1)]ともいわれます。しかし、だからといってどんな遺伝カウンセリングをしても許されるというわけではありません。それでは逆に、“遺伝カウンセリングとは何でないのか？”つまり、遺伝カウンセリングではないものを挙げることによって、逆に遺伝カウンセリングとは何か、そのイメージを浮かび上がらせてみたいと思います。

1．説明とインフォームド・コンセントの取得ではない

遺伝カウンセリングというのは、分かりやすく丁寧な「説明と同意の取得」なのでしょうか？ そうであれば、遺伝カウンセリングにはあらかじめ結論と、そこに至るまでの道筋が決まっていることになります。それならば理解しやすい説明書で代用できるでしょうし、たくさんの妊婦さんを前に出生前診断について講演してもカウンセリングとなり、またクライエントはテレビを見たり本を読んだりしてカウンセリングを受けられるということになります。

これは、遺伝カウンセリングについて最も多い誤解です。1990年代以降にヒト遺伝子解析研究が大きく進むにつれ、研究の枠組みの中で遺伝カウンセリングを必要としてきた経緯がありました。もちろんこのことは、当事者のためにも遺伝カウンセリングの普及のためにもプラスとなりましたが、一方で、臨床研究におけるインフォームド・コンセントとの違いを曖昧にさせることになりました[2)]。遺伝子解析は、クライエントの利益になる場合とならない場合があります。**遺伝カウンセリングは、クライエントの利益を第一とするのが原則**であり、ヒト遺伝子解析研究のインフォームド・コンセント取得のための遺伝カウンセリングは、その原則に矛盾する場合があるのです。

あるいは、例えば「母体血を用いた新しい出生前遺伝学的検査に関する指針」[3)]では、施設認定のための手続きの1つとして、「被検者に対する遺伝カウンセリングの際の説明文書の写しについて申請施設から提出」とあります。この「指針」では、遺伝カウンセリングの重要性を強調する一方で、「遺伝カウンセリングの際の説明文書」という表現を用いています。しかし、資料を見せながら説明する内容、すなわち検査の意義や限界、それによって診断される染色体疾患の説明、診断を受けた後の対処などは、単なるインフォームド・コンセントの取得にすぎ

ません。検査を受けることを自明の前提として行うならば、いくら丁寧に分かりやすく説明して同意を取ろうとも、それは遺伝カウンセリングにはなりません。

遺伝カウンセリングとは、**インフォームド・コンセントの取得を包含しながら、もっと広い視点に立って行うコミュニケーションのプロセス**です。クライエントがなぜ検査を希望するようになったのか、不安を感じているとすればその不安はどこから来たのか、そういった検査の動機付けから明らかにしていくことになります。遺伝カウンセリングは、クライエントやその家族の求めに応じ、彼らの幸福を第一に考えて行われるものです。クライエントが自分らしくあるために、この検査には一体どういう意味があるのか、抱いている不安を解消して満足を得られるものなのかを考えていきます。

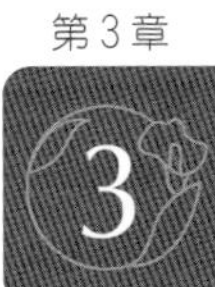

2．指導や助言ではない

かつて、“genetic counseling”は「遺伝相談」と訳されていました。すなわち、遺伝カウンセリングは「相談と助言」の過程として捉えられていたのです。これは、助言者であるカウンセラーによる理解とアドバイスによって、クライエントが自らの抱えている不安について理解し、適切な決断と行動を選択する一連の過程ということができます。この場合の相談は決して一方向のものではなく、クライエントとカウンセラーの双方向のコミュニケーションです。

しかし、実際には助言や忠告をしても、それが守られるのは少ないことが知られています。直接の助言に対しては、頭では納得していても、なかなか実際の行動変容にまで至らず、極端な言い方をすれば、助言されて解決する人は何もしなくても自ら解決してしまうのです。この「相談と助言」ではうまくいかないために考え出されたのが「カウンセリング」という方法論です。助言したり忠告したり説教したり、ときには叱責したりすることを全部やめたところ、1つだけ残るものがありました。それが「聴く」ということです。クライエントの言うことをとにかく聴いてみるということ、助言も何もせず、ひたすら傾聴するというわけです。

例えば、NIPTを希望しているクライエントには、この検査を受けたいと思った動機と、その背後には不安や葛藤があります。もし、実際に染色体疾患が見つかったときはどうするか、答えを出すのが難しい問いに苦しんでいる人は多く、そこに専門の遺伝カウンセラーが必要とされる理由があります。遺伝カウンセラーの姿勢として重要なものに、相手の話を肯定的に捉える、いわゆる「**絶対的受容**」があります。これは、クライエントの話に何でも賛成することではなく、**相手の言ったことは相手のこととして認めるという姿勢**を意味します。

「染色体の疾患が分かったらどうするか」という難しく正解がない問題と、NIPT検査の特徴、利点や限界などといった答えが一つで分かりやすい問題を、遺伝カウンセラーははっきりと分けて示します。そして、答えのない、あるいは答えはその人の中から、しかもその人の人間性を高めないと出てこないような問題に対しては、遺伝カウンセラーも「難しいですね」としか答えません。遺伝カウンセリングにおいては、クライエントは話を聞いてもらうプロセスを通して、自ら洞察を得るようになっていきます。**この答えられない問題、正答がない問題こそが、クライエントにとって真に重要な問題なのです**。

3．心理療法ではない

遺伝カウンセリングを求めるクライエントは、さまざまな形の心理的あるいは社会的問題による不安を抱えている場合があり、こういった不安に適切に対処しないと容易に危機的な状況に陥ります。極端な場合には、自殺といった反社会的な行動にまで発展することもあるため、遺伝カウンセラーには危機介入の理論と実際について最低限の知識が必要です。このようなときは、本格的な心理カウンセリングや投薬といった精神科的治療に移行するため、適切な専門家につなぐことになります。心理カウンセリングでは、精神心理的な相談援助が行われ、悩みを何でも聞くと同時に、不安を解消するために薬を処方したり、医学的な検査や治療を行ったりします。

一方、**遺伝カウンセリングとは、遺伝性疾患についての情報提供と整理を行うことによって、クライエントの自律的決定を導き、さらにリスクや疾患への適応を促す専門的行為**です。遺伝カウンセリングだけで全ての心理面の問題には対応できないことがあり、必要に応じて精神科医や臨床心理士などを紹介しなければなりません。

4．倫理を語る場ではない

最もいけないことの１つは、遺伝カウンセラーがクライエントに個人的な倫理観を押し付けることです。ふつうのときでも、クライエントはカウンセラーとの対話を通じてその倫理観から大きく影響を受けます。だからといってカウンセラーは、クライエントを教え導く立場を求められているわけでないことは当然です。遺伝カウンセリングがほかのカウンセリングと一番大きく違うのは、生命倫理を取り扱うことが多いことですが、カウンセラーが倫理を語ったり、あるいはクライエントと倫理的な議論を行ったりするべきではありません。むしろ、クライエントのもつさまざまな価値観がどのような経緯で生じたか、その感情に焦点を当てていくことです。クライエントの意思決定に当たっては、生命倫理のレベルから見て大幅な逸脱を防ぐ役割が期待されますが、ときにそれは難しいこともあります。

5．仲裁や判定による問題解決手段ではない

ここにはいくつかの内容を含んでいます。1つめは、医療不信をきっかけにして遺伝カウンセリングを受診したり、カウンセリングの中で過去の医療行為に対する評価を求められたりすることです。カウンセリングにおいては、クライエントに共感しながら、しかし医療の中では予期しないことが起こり得ることをきちんと理解してもらうことが大切です。医療訴訟に関わるような内容は、遺伝カウンセリングの対象にできないことをきちんと伝えるべきです。

2つめは、遺伝カウンセラーは、思想的・政治的あるいは宗教的信条から中立の立場を守る必要があることです。カウンセラー自身が何らかの信条をもつことは自由であり、また当然のことですが、クライエントに対してそれを決して表に出してはいけません。遺伝カウンセリングは決して啓蒙や勧誘の場ではありません。カウンセリングの過程で、クライエントがカウンセラーに精神的に依存することはしばしば見られますが、それを利用して、ある信条や運動に勧誘することは、明らかに職業倫理に反する行為です。

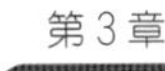

引用・参考文献

1）佐藤孝道．遺伝カウンセリングワークブック．東京，中外医学社，2000，4．
2）石井琢磨．"遺伝カウンセリングとは何か？"．チーム医療のための遺伝カウンセリング入門．野村文夫ほか編．東京，中外医学社，2007，19．
3）公益社団法人日本産科婦人科学会倫理委員会・母体血を用いた出生前遺伝学的検査に関する検討委員会．母体血を用いた新しい出生前遺伝学的検査に関する指針．2013．http://www.jsog.or.jp/news/pdf/guidelineForNIPT_20130309.pdf（2020年10月28日閲覧）

4 「保因者」についての理解と誤解

1．保因者とは何か

保因者（キャリア）は、医学の中ではさまざまな意味で使われます。感染症、例えばＢ型肝炎で体内にウイルスをもっていて発症しない人のことも無症候性キャリアなどと呼びますが、ここでは特に遺伝的保因者と呼ばれるものを取り上げます。保因者とは、自身は正常とまったく、あるいはほとんど変わりませんが、疾患の遺伝子や染色体をもっていて、それを子どもに伝える可能性のある人を指します。こういった遺伝的保因者には大きく分けて以下の３つのパターンがあります。

● 劣性遺伝子を１つもっている人

１つめは、今まで述べたように劣性遺伝子を１つもっている人です。劣性遺伝病保因者には、常染色体の２つの遺伝子のうち１つが変異遺伝子であるときと、女性の２つのＸ染色体のうち１つが変異遺伝子であるときの２通りがあります。後者はＸ連鎖劣性遺伝病における女性保因者ということになります。繰り返しますが、劣性遺伝子の「劣性」というのは、決して劣っているという意味ではなく、遺伝子の組のうち１つの遺伝子が変異しているだけでは特に問題ない、すなわち１つだけでは発病しないということを意味します。

● 常染色体優性遺伝病に罹患していても、外見上まったく正常である人

２つめは、常染色体優性遺伝病に罹患していても、外見上まったく正常である人です。遺伝子変異１つをもっていて症状が出てくる割合を浸透率といい、浸透率が100％でなければこういった外見上は正常な保因者が一定の頻度で現れます。この場合、自分が見かけ上は正常だったとしても、疾患の遺伝子により、その子どもが発症することがあります。

● 染色体の転座保因者といわれる人

最後は、p. 14でも述べた染色体の転座保因者といわれる人です。「転座」とは、染色体に構造的な変化、特に一部が切れてほかの染色体にくっついたりする変化です。複数の場所が切断されて、異なる染色体間で転座が起こるとき、本人は染色体の遺伝子の過不足はないため、とくに病気となることはありません（均衡型相互転座）。しかし、このような人は、一部が転

座した染色体をもつ精子や卵子をつくり、それによって受精した子どもに染色体の構造変化の疾患を起こすことがあります（不均衡型相互転座）。ですから、このようなときも保因者というわけです。

2．保因者への配慮と支援

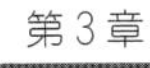

これらの保因者と呼ばれる人たちは、自分の子どもにある一定の割合で疾患を伝えることになるので、自らは疾患ではありませんが、いやむしろ自らが疾患ではないからこそ、深刻な悩みや罪悪感をもつことになります。こういったときの遺伝カウンセリングでは、保因者に対する配慮と継続的なケアが重要な問題となってきます。**特に保因者であることの告知の際には、パートナーとの関係や家族関係に十分配慮して行わなければなりません。適切でない説明、配慮のない告知は家族関係を壊す危険性もはらんでいます**。

保因者と知らされた多くの人は、保因者であることの罪悪感や、なぜ自分が保因者なのかという思いをもつことになります。これからの妊娠分娩や、未婚の人間であれば将来の結婚の選択に対する影響について強い不安を抱く可能性があります。自分が「遺伝的に不完全」であると感じ、自分自身の体に裏切られた気持ちになることもあります。実親が自分に疾患の遺伝子を伝えたことに怒りを覚えたり、パートナーや自分の子どもに対して罪悪感をもったりすることもあるかもしれません。そういったことのために継続的な相談の場や心理的支援が必要となってきます。

ときに医療者や家族は、保因者が受けるかもしれない社会的偏見を懸念し、保因者に告知することをためらうこともあるかもしれません。実際に多くの人が自分は保因者であることを知らされておらず、疾患の子どもを出産して初めてそれを知ったという調査もあります。しかし、保因者であることを明らかにして本人に告知するのは、保因者自身の医療的ケアの面からも重要なことがあります。

正常保因者と呼びならわされても、ときに軽度ながらも、その症状を呈することが知られています。たとえば、血友病Aでは保因者の5分の1程度で軽い血液凝固障害を示し、鼻出血や過多月経があることがあります。デュシェンヌ型筋ジストロフィーでは、保因者の一部で加齢により心臓の働きが弱ったり、足腰の筋力が低下したりすることが知られています。遺伝カウンセリングでは、こういったリスクを見極めた適切なアドバイスや、その後のケアが重要です。

3．保因者診断

近年、遺伝学的な検査で保因者か判定できるようになってきました。これを保因者（キャリア）診断ということがあります。保因者診断を行うかは、本人の健康管理という意味だけではなく、これからの妊娠・出産に密接に関わる情報が得られること、それが本人の将来の人生設計に大きく関わってくること、さらには出生前診断などが視野に入ってくることなどを十分に考慮した上で決めることが大切です。

保因者診断は、必ずその当人が自分の意思で受けるかどうかを決めることが重要です。最近では、遺伝子についての情報が中途半端に普及してきたため、たとえば親が自分の子どもの婚約相手に遺伝子診断を強いるようなケースも見聞きします。婚約相手の親族に遺伝病などがあった場合、結婚の条件として疾患の遺伝子をもっていないことを証明しろと迫ったりするのです。医学的にはさまざまなパターンが想定され、そもそも遺伝学的にまったくナンセンスなことも少なくないのですが、それをひとまず置いても、これは倫理的にもかなり問題のある行為だろうと思います。

遺伝子検査を半ば強制的に強いることは、いかなる理由があっても許されません。明らかに自律の原則に反します。また、仮に検査を行って疾患の遺伝子が見つかった場合は、結婚自体が破談になる可能性があり、当人の大きな不利益になります。疾患の遺伝子が見つからなかったとしても、結婚前に試されたという気持ちは、その後の家族関係に大きな問題を残すかもしれません。また、倫理的には当人が検査を拒否するのは正当な権利です。しかし、拒否して結婚したとしても、その後の結婚生活に影響を及ぼす可能性も考えられます。とても難しい問題です。

相手に遺伝子診断を要求する人間というのは、自分の家系には疾患の遺伝子はないと信じていることがほとんどですが、実は人間は誰でも10個以上の重度の劣性遺伝病の遺伝子をもっていることが知られています。たまたま疾患の子どもが生まれていないために分からないということだけなのです。したがって、特定の疾患ばかりに目をつけても有意義であるとは必ずしもいえません。人は誰でも何らかの遺伝病の保因者であり、そこから免れることはできないのです。

第4章

出生前診断に関わる全ての医療者へ

日本医師会報告「遺伝子医学と地域医療」（2002）を読み直す

2002 年に、日本医師会の中の委員会である第 7 次生命倫理懇談会より、「『遺伝子医学と地域医療』についての報告」[1] という文章が発表されました。現在でもインターネットでその全文を読むことができます。これは、その 2 年前の 2000 年に当時の坪井栄孝日本医師会会長によってなされた、ゲノム時代を迎えた日本の医療の今後についての諮問に対する答申です。この報告は、今読み返してみても非常に画期的であり、極めて示唆に富むものです。

この報告の背景として、当時はヒトゲノム計画によるヒト遺伝子の全ゲノムシークエンスの終了を間近に控えるという状況にあって、今後の遺伝子医療の拡大発展が予想され、研究者のみならず地域の医師も、それに対応していかなければならないという緊張感があったものと思われます。遺伝子医学と地域医療の接点として、「遺伝子診断」が当時すでに先天性疾患や家族性疾患の確定診断に使われはじめており、国内の検査会社に依頼するに当たり、遺伝カウンセリングの必要性や家族の理解などの倫理的問題が医療の現場でも出てきたという状況がありました。

報告の「はじめに」において、「今後数年間で飛躍的に進むであろう遺伝（子）医療に対応するためには、一般臨床医もインフォームド・コンセントを得た上で、患者の自己決定権を尊重した遺伝学的検査を行えるように、あるレベルの遺伝カウンセリングができる遺伝医学の基礎知識を身につけることが望まれよう」と指摘しているように、一般臨床医に対しても、最新の遺伝医学の知識の取得に併せて、ある程度の遺伝カウンセリングができることを求めています。この内容は、現時点においても極めて正鵠（せいこく）を得た報告、あるいは「勧告」です。非常に有益な内容なので簡単に紹介します。

1．なぜ遺伝学的検査は通常の検査と大きく違うのか

A 4 判 35 ページにわたる報告は、医療スタッフのための基礎的な解説である「Ⅰ　遺伝（子）医療と地域医療」、遺伝カウンセリングについて解説した「Ⅱ　遺伝学的検査と生命倫理：遺伝カウンセリングの重要性」、再生医療を取り上げた「Ⅲ　再生医療における生命倫理」、出生前診断と生命倫理について詳しく解説した「Ⅳ　生殖医療と遺伝学的検査」、遺伝学的差別の問題を詳述した「Ⅴ　雇用と保険における遺伝学的検査と遺伝情報」の 5 部構成となっています。

遺伝学的検査は、なぜ通常の検査と大きく異なるのか、その施行に当たっては倫理学的配慮

に加えて「遺伝カウンセリング」がなぜ必要となるのかが、以下の「はじめに」において丁寧に説明されています。

「WHO、その他のガイドラインは、遺伝学的検査を一般の臨床検査と区別し、その実施前に遺伝カウンセリングを行うことを支持しており、検査結果いかんでは患者本人や家族（血縁者）への遺伝カウンセリングが必須となるといわれている。そのため、仮に遺伝専門医のいる病院に患者を紹介するにしても、一般臨床医にも遺伝カウンセリングの基礎知識が要求されるようになるであろう。」（p. 1より引用）

もし当時、この報告を真正面から受け止め、きちんと対応していれば、例えばNIPTの国内導入に当たってあれほどの騒ぎにならなかったかもしれません。多くの医療スタッフにとって「青天の霹靂」であったNIPTの登場も、本報告書ではすでに想定済みであったように思えます。「まったく新しい検査が開発された」「多くのニーズが予想される」「高額かつ私費の検査である」といった観点から、多くの医療機関が検査への参入を希望しましたが、日本医学会がなぜ施設認定するのか、なぜ厳しい条件を課すのかといった点が、最初はなかなか理解されなかったようです。この報告で述べられたように、**遺伝学的検査の施行に当たっては、専門医による「遺伝カウンセリング」が極めて重要**なのです。

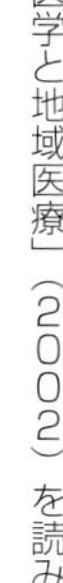

2．遺伝カウンセリングマインドとは

基本的に遺伝学的検査は、遺伝専門医や遺伝カウンセラーの下で行うのが望ましいのですが、上述のように一般の医療従事者にも遺伝カウンセリングのある程度のスキル、さらには遺伝カウンセリングマインドといったものが求められています。この報告の中には出てきませんが、最近の言い方でいうと「遺伝リテラシー」が重要となるということでしょう。

遺伝カウンセリングマインドをひとことで説明するのは難しいのですが、**最も大切なのは、積極的傾聴と共感的理解をもって患者に接すること**でしょう。遺伝カウンセラーは医療を提供する立場を離れて、クライエントの側に立って最も良い選択を行えるよう援助しなければなりません。そのとき、クライエントに対しては遺伝カウンセリングマインドを基本とし、社会通念や倫理規範にも十分に配慮しながら科学的なカウンセリングを行う態度をとる必要があるのです。特に出生前診断を行う際に、最も重要な前提として、この報告では以下のことを指摘しています。

「生殖医療実施に際しての基本条件は、優生思想の排除、出生児の基本的人権の確保、および商業主義の排除に集約される。」（p. 14より引用）

この**「優生思想の排除」「出生児の基本的人権の確保」「商業主義の排除」**の３条件は、生命倫理学の国際的潮流から見てもまさに正当なものです。NIPT検査開始に当たっての日本医学会の基本姿勢も、この３条件が重視されています。逆に言えば、この３条件から外れるような対応、例えばマススクリーニングへの傾斜や、すでに生存しているダウン症候群の人たちへのプレッシャー、あるいは検査による利益の追求といった動きに対しては、社会的に厳しい批判がなされるのは当然のことです。

3．産科医療従事者に求められること

出生前遺伝子診断に関連して、産科医療に従事するものが心しなければならないことについては、以下の３点が指摘されています。

「実施機関には遺伝学的検査にあたっては十分なカウンセリングを行うこと、またはカウンセリング機関を紹介するシステムをもつこと、そして実施者には適切な遺伝学の知識と出生前診断に関わる高度な技術を保有すること」（p. 17より引用）

「経済的理由を根拠として正常胎児に対する人工妊娠中絶が数多く実施されているわが国の倫理的現実、Fetus as a Patientの観点に反して胎児異常が保険診療の対象とならないわが国の医療上の現実、重篤な遺伝性疾患の患者に対するいまだ十分に行き届かないわが国の福祉上の現実など（中略）の改善・解決に努力（すること）」（p. 18より引用）

「人の命の尊厳を地域社会で啓発することを通じて、出生前遺伝学的検査の正しいあり方についてクライアントを含む国民全体とともに模索すること」（p. 18より引用）

この報告書では、「医療従事者の研修を進めるための方策」や「遺伝医療専門機関との連携を円滑にするシステム」を構築することを繰り返し勧告しています。出生前診断や人工妊娠中絶の問題に直面しなければならない産科医療に従事する私たちが、こういった遺伝医学の素養と遺伝リテラシーを身に付け、高度なプロフェッションを発揮することができるようになれば、今後ますます展開していくであろう、さらなる新しい出生前診断の開発や導入に当たって、きちんとした自律性に基づく対応が可能となるでしょう。

もう一度ここで、「優生思想の排除」「出生児の基本的人権の確保」「商業主義の排除」という基本三原則を確認したいと思います。全ての議論と対応の根本はここから始まります。これを抜きにしては、社会的な承認も国民の尊敬も得られることはありません。私たち産科医は、今こそこの基本に立ち返って、間近に迫っているNIPTの「次」の出生前診断への対応を始めなければなりません。

引用・参考文献

1) 日本医師会第Ⅶ次生命倫理懇談会.「遺伝子医学と地域医療」についての報告. 2002. http://202.212.147.205/resources/data/jma.pdf(2020年8月20日閲覧)

memo

2 看護師・助産師の役割

出生前診断の一般化により、助産師・看護師は日常の産科業務の中で、遺伝のことや出生前診断について妊婦さんから聞かれることが多くなっています。出生前診断への期待と限界の間で、妊婦さんは新たな不安や疑問や迷いに悩んでおり、病院の中で最も身近な相談相手である看護師や助産師に、その悩みをぶつけることはしばしばあります。例えば、「高齢だから心配」「このあいだテレビで取り上げられていた出生前診断はどうでしょうか？」「どうしたらいいでしょうか？」といった相談です。

遺伝医療はもともとチーム医療であり、臨床遺伝専門医、認定遺伝カウンセラーといった専門職のほか、助産師、看護師、保健師、臨床心理士・公認心理師、医療ソーシャルワーカー（MSW）などの積極的な関わりが必要です。その中でも、出生前診断については妊婦さんと最も近しい看護師・助産師の役割が大きくなっています。最初に相談を受けることが多いのは、それだけ妊婦さんとの信頼関係があるからともいえます。

産科外来において看護師・助産師に求められるのは、**遺伝に関する最低限の基本的知識をもつことのほか、妊婦さんの相談の潜在的なニーズに気付くことや適切な相談機関につなぐこと、継続的に支援していくこと**などです。まずは、「どうしてそんなに心配しているの？」と聞いてあげてください。妊婦さんの漠然とした不安は、話をよく聞いてあげるだけで解決することもしばしばです。

1．相談のときのポイント（表1）

妊婦健診や病棟業務の中で、妊婦さんから出生前診断などの遺伝医療の相談を受ける機会は、これからますます増えると考えられます。まず大切なのは、**遺伝に関する最低限の知識と基本的な姿勢を身に付けること**です。妊婦さんが抱いている不安や迷いについて、それが遺伝の問題に関わることを自覚していないこともあり、そういったことをうまく引き出して、問題として明確にするだけでも十分です。忙しい中での相談ですが、傾聴と問題の明確化だけで半ば解決に導かれることもあります。ここでは適切な専門家や専門施設につなぐことを目標とするべきでしょう。

出生前診断を希望したときに最初に聞くべきことは、その動機です。なぜそんなに心配しているのか？ その「不安」はどこから来ているのか？ 実は自分でもよく理解しないまま相談し

表1 妊産婦から相談を受けたとき気を付けるべき大切なこと

①遺伝医療についてのニーズが増加しているので、基本的な知識の勉強を欠かさないこと
②出生前診断について妊婦さんは疑問や迷いをもっているが、そういった不安や潜在的な求めに気付いてあげること
③相手の話をよく聞くこと（傾聴）
④適切な専門家や専門施設につなぐこと
⑤その後の継続的なフォローをしっかり行うこと

表2 妊産婦から相談を受けたとき決してやってはいけないこと

①出生前診断の質問に対して「よく分かりません」と答えること
②妊婦さんからの出生前診断の求めに対して「自分で探して連絡して予約をとってください」と断ること
③妊婦さんが抱いている悩みや不安を否定すること
④「うちでは出生前診断や選択的中絶に反対しています」というように、自分の考え方を一方的に押し付けること

ていることも多いのです。あるいは、出生前診断は自分でなく、パートナーの希望であることがあります。実家から言われた、あるいは舅や姑から言われたということもよくあります。

気を付けなければならないのは、表面的な相談が真の主訴とは限らないケースがあることです。例えば、何らかの原因で亡くなった上の子どものその事実をいまだ受容できておらず、そこから今回の妊娠に対しても強い不安に苛まれていたり、疾患の子どもの療育体制に対する不安や医療福祉に対する不満が形を変えて今回の妊娠での訴えとなっていたりすることもあります。あるいは、現在の自分の境遇に対して何らかの不満があり、「健康な子どもがもてさえすれば、私たちはきっと幸せになれる」と信じて、出生前診断を希望することもあります。そこでのポイントは、「出生前診断」によってそういった不安感や悩みを本当に軽減できるかというところにあります。

出生前診断には、たとえ可能性が低くても、現実に自身の体の中で動いている胎児を諦めるという選択の可能性を秘めています。「とにかく正常な子どもを授かりたい」という短絡的な発想だけではうまくいかない、むしろ大変なことになるかもしれません。「上の子どものためにも健康な兄弟姉妹がいてほしい」とか、「あのような同じ苦しみを子どもには与えたくない」「自分たちが耐えられない」といった自然な気持ちの下でこそ行える検査です。

2．相談でやってはいけないこと（表2）

逆に、そのような相談を受けたとき、とってはいけない態度や言ってはいけない言葉があります。勉強不足や知識不足であることはもちろんいけませんが、仕事が忙しいあまり、「分かりません」や、「○○病院に自分で電話して聞いてください（予約をとってください）」といった返答をすることです。そのように対応してしまうと、出生前診断を行う専門施設には、妊婦さん個人からの問い合わせの電話がたくさんかかってくることになります。こういったやり方は、適切な専門家につないでいるとはいえず、実は単に相手を突き放しているだけなのです。相談してきた本人にとっては深刻な問題であることが多いのですから、**必ず傾聴し、真の問題がどこにあるかを明確にすること**が重要です。

一般の病院の妊婦健診外来で暇なところはほとんどありません。忙しく時間の限られた外来で、出生前診断という複雑な質問や相談が出てくると、どうしても上記のような対応になりがちです。しかし、そこで少しだけでいいですから、話を聞いてあげてください。繰り返しになりますが、**話を聞いてあげるだけで不安が解決することも多い**のです。

また、一方的に相手の言うことを否定したり、ある考え方を押し付けたりするような方がときどき認められます。自分の考え方や信念をもつことはよいことですが、相談の場でそれを相手に投げ掛けるのは、ほとんどが逆効果になります。例えば、「あなたに出生前診断は必要ないよ」「うちでは出生前診断や選択的中絶に反対しています」といった言い方には注意が必要です。

第３章で述べたとおり、カウンセリングの基本は、まずは傾聴すること、相手を肯定することにあります。決して相手の言うことを頭ごなしに否定してはいけません。まずはよく話し合い、その上で妊婦さんを適当な医療施設に紹介することが大事だと思います。もちろん、それぞれの医療者の考えや信念は尊重されるべきですが、決して相手にそれを強制したり、突き放したりすることのないようにしましょう。

3.「選択的中絶に反対だから出生前診断を認めない」

出生前診断、特にNIPTをめぐる問題には真の「解決」などはないかもしれません。私たちは、少しでも良いと思う方向に進んでいくだけです。ただ１ついえることがあるとすれば、妊婦さんもパートナーも、助産師・看護師などの医療スタッフも、遺伝リテラシーというものをもち、この問題について真正面から考えていかなければならないということです。

妊婦さんのさまざまな不安や悩みに日常的に向き合っている医療スタッフは、NIPTについてしばしば相談されることがあると思います。そのとき、「自分は専門でないから」「検査についてよく知らないから」といって専門家に丸投げすることがあります。これはこれで問題なのですが、最近気になっているのは、「自分は選択的中絶には反対だからNIPTは認めない、だから一切紹介しない」という医師や医療スタッフがたまにいることです。

ダウン症候群の胎児の選択的中絶に関して意見が大きく分かれるのは当然です。女性の自己決定権を重視する立場と、児の命を最大限重視する立場の両方があります。医療者たるもの、自らの意見を明確にし、その良心に基づいた医療をすべきなのは当然です。胎児はヒトかどうかの議論（パーソン論）がありますが、たとえヒトでないにしても、胎児が生きていることに違いはありません。人工妊娠中絶は、胎児の命を奪う行為であるとはいえるでしょう。ですから、良心をもってそれを拒否する人を私は尊敬しますし、その信念を尊重しています。

しかし、良心に基づいて話し合うのと、自らの良心を押し付けるのとではやはり違います。選択的中絶に反対する良心は尊重されるべきですが、その信念によって妊婦さんを否定、拒否すべきではないでしょう。妊婦さんから求められたときに、自分の信念に反するから紹介しない、紹介状は書かない、拒否するというのには首をひねってしまいます。

産むのは妊婦さん本人ですし、産んだ子どもを育てるのも妊婦さん自身です。本人の妊娠中のさまざまなリスクや生まれた後の子育ての苦労や責任には目をつぶり、自らは特に関係のないところから信念を語ることの無意味さ、無責任さを、ふつうの人間ならばすぐ理解して口をつぐむでしょう。

もちろん大前提として、どんな重い疾患をもつ子どもでも、そのことだけで生きて生まれることが許されないということは絶対にありません。ですから、「生命予後が悪い」、あるいは「QOL が極めて悪い疾患を背負って生まれてくるくらいならば、生まれない方がいい」などと言う権利は誰にもないのは当然のことです。

しかし、そういった子どもを産み、育てようとするカップルの精神的・肉体的、そして経済的負担は計り知れないほど大きいことも事実です。それでも産んで育てたいと女性なりパートナーなりが望むのならば、他人がこれに口を差し挟むことはできません。問題は、カップルが選択的中絶を選んだとき、それを禁止する権利が社会にあるかどうかです。

産む側にはそれぞれの事情があり、国や社会がそれを全て肩代わりして、生まれた子どもの面倒をきちんとみるのではないならば、選択的中絶を禁止することはなかなかできないでしょう。同じような意味で、仮に自分がそのダウン症候群の子どもの面倒をみるというくらいの覚悟がない限り、中絶を選択する人を非難することも難しいと思います。

column

胎児緩和ケア[1]

近年欧米では、胎児緩和ケア（fetal palliative care）という概念が提唱されています。これは、重篤な胎児疾患が出生前診断された後、人工死産を行わない、別の新しい選択肢として考えられたものです。すなわち、生命予後の不良な疾患、例えば 13 トリソミーや 18 トリソミー、無脳症、全前脳胞症、重症の心奇形、腎無形成、予後不良な骨系統疾患といった予後不良の胎児に対しても、妊娠を継続して自然に分娩を目指すものです。

胎児緩和ケアでは、胎児や生まれた新生児の QOL の向上を目指すとともに、母親、パートナーといった家族のサポートにも焦点を当てます。児にとって不快な症状をコントロールし、また本人家族のメンタルケアを通して児との死別の準備を行い、実際に児が死に至る経過とその後の悲嘆に対して支援します。致死的奇形の胎児診断後に、こうした胎児緩和ケアの選択肢を提示すると、ある一定の割合の妊婦さんとパートナーが人工死産でなく、それを選択することが知られています。

ある報告によると、胎児緩和ケアを選択した 8 例中、2 例が死産、3 例が分娩室、2 例が新生児室で看取られていて、残りの 1 例は退院し、家族の中で看取られたとあります。予後不良の児が母親の胎内にいる間というのは、ケースによっては児を大切に慈しみ、児との別れの準備をする大切な時間になり得ることを示唆しています。

引用・参考文献

1）船戸正久ほか編．新生児・小児医療にかかわる人のための看取りの医療．改訂第 2 版．2016，東京，診断と治療社，236p.

出生前診断／人工妊娠中絶を倫理的に考える

1．人工妊娠中絶

人工妊娠中絶とは、「胎児が、母体外において、生命を保続することのできない時期に、人工的に、胎児及びその附属物を母体外に排出すること」（母体保護法2条2項）と定義されています。刑法では人工妊娠中絶は堕胎罪として禁止されていますが、「母体保護法」において、定められた理由がある場合に、本人および配偶者の同意を条件として行われることが認められています。中絶が許容されるのは、母体が妊娠の継続や出産に耐えられない場合と、強制性交などによって意に反した妊娠となった場合のみです。

日本の社会では欧米に比べて、歴史的・文化的に中絶に対して極めて寛容でした。16世紀に日本に来たヨーロッパの宣教師たちが、日本での堕胎や間引きの風習に驚いたことを母国への手紙の中に綴っています。江戸時代でも貧しい農村では、生きるためのやむにやまれぬ選択として、親が堕胎や間引きを行うのは珍しいことではなく、そこには「7歳までは神のうち」として、「子どもを神に返す」という古くからの日本の風習があったとされます。

母体保護法においては、母体が妊娠の継続や出産に耐えられない場合として、「身体的または経済的理由により母体の健康を著しく害するおそれのあるもの」が挙げられました。戦後間もなくの法律施行当時と比べれば、経済的には格段と良くなった今日において、なおこの「経済的理由」が援用されて多くの中絶がなされているという事実があります。それを堕落退廃と批判するか、女性の選択権を保護する大切な条項とみるかは、今もなお議論の分かれるところです。

2．選択的人工妊娠中絶（選択的中絶）

人工妊娠中絶についての今日的な問題として、選択的中絶が挙げられます。出生前診断の発達によって、胎児の奇形や染色体・遺伝子の疾患を妊娠早期に診断し、もし先天的な疾患に罹患しているときは、中絶を選択することを指します。すなわち、胎児について生まれる前にその性質を調べ、自分たちの条件に合う児のみを産み、条件に合わないときは中絶の対象とするのが選択的中絶です。

ある特定の疾患の子どもの出生を避けたいと希望するカップルは、出生前診断を受けることになります。この場合、疾患の胎児だけを選んで中絶するということは、逆に言えば疾患でないと分かれば産むということを意味します。これまでならば、もしかすると障害児かもしれないという恐れだけで中絶が行われていたのが、出生前診断によって疾患でないと分かれば安心して産むことになりますから、児を中絶から救うことになるといってもいいかもしれません。このように、本来ならば中絶されていた児が、生まれて生きていくことも少なからずあるのです。その点をどう評価するかです。

選択的中絶を問題とする人は、胎児を先天的な疾患のあるなしで区別（差別）して、人がその生命の存続を決めるという、人間の一種の傲岸不遜さを批判します。新聞の見出しやニュースのせりふでよく聞く「命の選別」という言葉は、そのことを意味しています。命の選別を一切許さないのならば、その前提となる出生前診断をむやみに行うなという批判は当然出てくるでしょう。NIPT の議論の中でもよく出てくる批判の 1 つです。

3．中絶の 4 象限マトリクス

人工妊娠中絶についての倫理的議論は非常に多岐にわたり、一見すると混乱しているようにも見えますが、人工妊娠中絶そのものを認めるか認めないかと、選択的中絶を認めるか認めないかの 2 つの軸で 4 象限マトリクスを書いて、それぞれの象限における立場がどうなるか考えると分かりやすくなります（**図 1**）。すなわち、人工妊娠中絶を許容するか禁止するかを横軸とし、他方で選択的中絶を許容するか禁止するかを縦軸とすれば、4 つのそれぞれの考え方が明瞭になるでしょう。

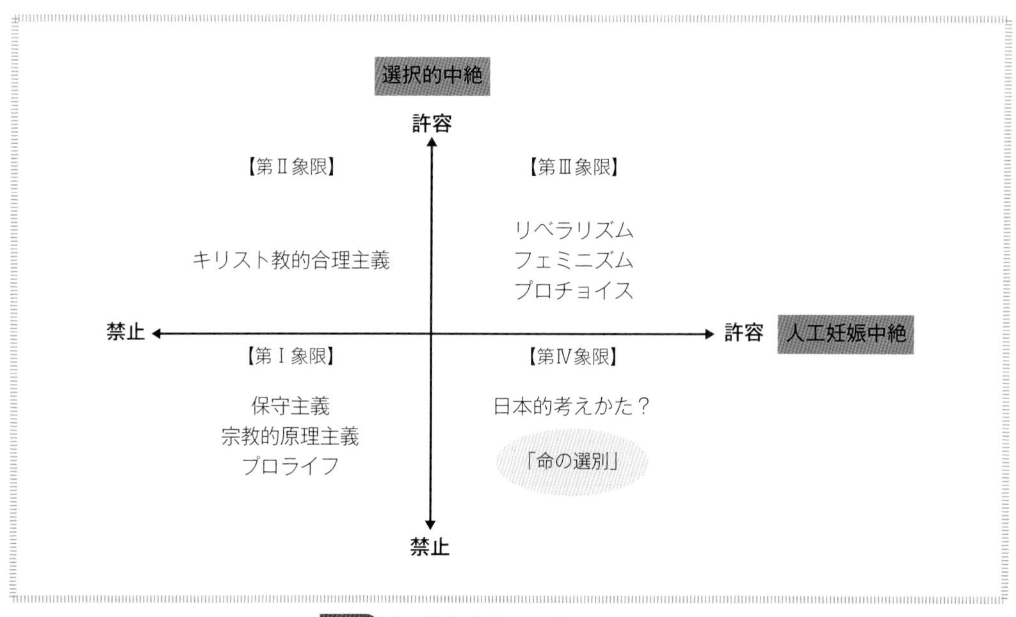

図 1 人工妊娠中絶の 4 象限マトリクス
人工妊娠中絶を許容するか禁止するかを横軸、選択的中絶を許容するか禁止するかを縦軸とし、倫理的議論を整理する。

中絶を禁止する立場

図の左下の第一の立場（第Ⅰ象限）は、選択的な中絶を含めたあらゆる妊娠中絶に反対し、それを禁ずるものです。宗教的な考え方で中絶を批判するのは一般的な傾向で、原理主義的な立場に立つほど反対運動も過激になる傾向があります。思想的には保守主義であり、アメリカでは一般にプロライフと呼ばれることもあります。

第二の立場（第Ⅱ象限）は、妊娠中絶一般は認めないが、胎児に重篤な疾患や異常があるときは中絶を許容するという考え方です。欧米社会はキリスト教的な文化を伝統としてきたためか、一般的には中絶に対しては消極的ですが、仮に中絶が許されるとすれば、その胎児が生まれても長く生きられない、生きていても生命の質を極端に損なうと考えられる場合という一種の近代的な合理主義です。すなわち欧米では、選択的中絶そのものに対しては、特に大きな倫理的な問題を感じない傾向があるようです。

中絶を許容する立場

第三の立場（第Ⅲ象限）は、選択的中絶を含めたあらゆる妊娠中絶に反対しない立場です。アメリカでは、中絶については保守派とリベラル派の政治的論争となっていて、リベラル派においては妊婦さんの選択の自由を最大限尊重し、実質的に中絶の自由を許すものです。フェミニズムの運動などもその背景にあり、一般にこのような立場をとるものをプロチョイスと呼びます。

胎児の生命を最大限尊重するプロライフと、妊婦さんのあらゆる選択を尊重するプロチョイスは、妊娠中絶について禁止と許容という点で完全に対立しますが、注意しなければならないのは、その思想は完全に対照的ではないことです。プロライフは全ての人間の中絶に反対するのに対し、プロチョイスはあくまでも本人の選択を尊重する、すなわち中絶には反対という人の考え方も尊重し、それに反対することはありません。あくまでも個人の自由や多様性を尊重するのが基本となっています。

最後の立場（第Ⅳ象限）は、妊娠中絶一般を許容するが、その中の選択的中絶には反対、ないしは強い抵抗を感じる考え方です。選択的中絶は中絶一般の中に含まれるので、中絶そのものを許容しながら、その中で胎児の疾患やある種の属性が分かったときの中絶に反対するのは、欧米的な合理主義からはなかなか理解しがたいようです。しかし、日本人の中にはこのように考える方も少なくありません。すなわち、「命の選別」をしてはいけないという主張です。

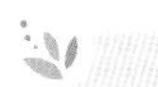

column

プロデス（Pro-Death）

生命を絶対的に尊重するプロライフと正反対な考え方は、哲学的にみればプロチョイスではなく、「プロデス（Pro-Death）」というものになります。プロデスとは、死を最高のものとする思想です。人間にとって生まれてくること、存在するようになることは全て害悪であるという主張であり、日本では「反出生主義」といわれることもあります。人間には子どもをつくる義務はなく、むしろ子どもをつくるべきではないとし、人工妊娠中絶についても当然のことながら積極的に賛成しています。子どもをつくらないことで人口をゆっくり減らして、将来的には絶滅を目指すべきというニヒリズムの極致のような主張には、ほとんどの人は当惑し不愉快になってしまうでしょう。しかし、これは人間の思想の極限を目指す冒険であり、世界を新たな目で見つめ直し、私たちを自由にする試みともいえると思います。ご興味をおもちの方は、E.M. シオランの『生誕の災厄』[1]や、デイヴィッド・ベネターの『生まれてこないほうが良かった：存在してしまうことの害悪』[2]といった本に挑戦してみてください。

4.「命の選別」をめぐる議論

選択的中絶は出生前診断と結び付いていて、**出生前診断の倫理的問題の焦点は選択的中絶の是非にある**といっても過言ではありません。もちろんここでいう出生前診断とは、狭義の意味のものです。選択的中絶が倫理的に批判されるとき、そこではさまざまなレベルでの理由があります。最も外形的な理由としては、選択的中絶は母体保護法の「身体的または経済的理由により母体の健康を著しく害するおそれ」には当たらず、法律で認められていないというものです。しかし、母体保護法の条文は広く解釈され、重篤な疾患の子どもをもつことが母体に大きな精神的負担を及ぼし、また経済的にも多大な負担を与え、その健康を著しく害するということで、選択的中絶がなされています。司法界の多数も、この解釈を認めています。

また、先天的な疾患をもつ胎児を中絶するということは、実際に障害をもって生きている人たちに対する差別と偏見を助長し、そういった人たちを社会から排除する方向に進めるものだという批判もよく聞かれます。出生前診断には、「障害をもつ人は生存すべきではないという社会の意志」を感じて嫌悪する障害者の方も多いようです。もし、出生前診断がマススクリーニングと化すと、過去に行われた優生主義的な障害者の排除政策に近づくことになります。それに対しては、重い障害をもった子どもの出生を避ける方がよいという判断と、現実に障害をもって生まれてきた人たちを尊重し配慮することは、論理的に矛盾しないという主張もあります。また、選択的中絶の自由を認めるためには、産む産まないのどちらを選択しても社会的不利益を受けないよう、国や社会は全力で支援するべきであるとされます。

胎児には生存権があって、たとえそれが生まれてから長く生きられない、あるいは重篤な障害をもつことになっても、その命を他人が恣意的に奪うことはできないという意見もあります。親は障害を受け入れ、障害をもった子どもと共に生きていくべきであり、多様な人間が共存し、それぞれが助け合って生きていける社会を目指すべきであるという理想主義的な考え方です。「命の選別」という言葉が主張しているのは、まさにこの意味においてでしょう。

そういった批判に対しては、産むか産まないかはカップルが決める「自己決定」という論理で答えられることが一般的です。選択的中絶に反対する人が、単に自分が出生前診断を受けたくないと主張するだけでなく、他者が自発的にそれを受けたり、選択的中絶をしようとしたりするのも強制的に禁止するというのならば、「命の選別」という論理だけでなく、もっと強い論拠が必要となってくるのではないでしょうか。それぞれの人間の自己決定を尊重し、その代わりに産むことを選択した家族のために、各種の福祉対策やノーマライゼーション政策の実現を図るべきでしょう。「全ての障害者が安心して生活できる社会」をつくるという意味では、両者の主張は究極では交わるように思えます。

5．生命倫理を学ぶ意味

上に述べたようなところが、出生前診断をめぐる現在の議論の一般的な結論だろうと思います。しかしこれは、「生命の選別」という批判に対して真正面から答えているというよりは、「生命の尊重」という主張に対し、「産む側の自己決定」という別の価値観を単に並列しているだけのようにも見えます。女性の自己決定尊重（プロチョイス）と、胎児の生命尊重（プロライフ）の対立軸で人工妊娠中絶について考えても、これ以上の生産的な議論は生まれそうもありません。それは、**自己決定権を重視する考え方も生命尊重主義も、人間のつくり出した一種のフィクションなのであり、それぞれに何か絶対的な根拠があるわけではない**からでしょう。

もとより、中絶の是非について生命倫理学的に答えを出すのは不可能です。それでは、どうしたらいいのでしょうか。答えを出そうとするのではなく、むしろ問いをつくってみるのはどうでしょうか。「中絶は倫理的に認められるか」の答えを出すことができないなら、新たに問い直してみるのです。たとえば、「中絶が倫理的に許容される場合があれば、それはどのような条件のときか」とか、「命の選別を目的とするときとそうでないときとでは、中絶の許容条件が異なるか」などといった新しい問いをつくってみます。そうすると、中絶について新しい様相が見えてくることに気付くでしょう。それでも最終的な答えは出ないかもしれません。そのときは答えがないので、試しに実行してみるのも１つの方法です。人工妊娠中絶を実行してみること、あるいは人工妊娠中絶を実行しないことを実行してみることの両方があるでしょう。

そのようにして、また何か新たに見えてくるものがあるかもしれません。

人工妊娠中絶の是非は、生命倫理の中心課題の１つであり、これまで徹底した議論がなされてきましたが、いまだ明確な結論は出ていません。というよりも、この問題には結論が出ないという結論になったともいえます。だからこそ個人がそれぞれの信念に基づいて選択するしかないというのが仮の結論です。**生命倫理を学んで人工妊娠中絶の是非について考える目的とは、その問題を追究してある真理にたどりつくことではなく、世の中にはいろいろな考え方や信念があるのを知ること**なのです。真理にはいろいろな可能性があることを知らなければ、人に対して寛容になることはできません。それは看護やケアの理念から最も離れた態度だろうと思います。

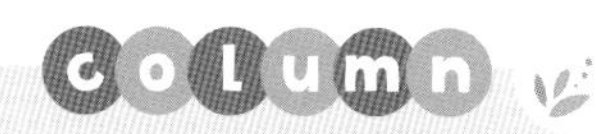

リプロダクティブライツからみた出生前診断と選択的中絶

「性と生殖に関する権利」と訳されるリプロダクティブライツは、女性が生涯にわたって身体的、精神的、社会的に健康な状態を享受できることを意味します。1994年にカイロで開かれた国際人口開発会議で採択された行動計画の中で初めて提唱され、その後の北京での女性会議（1995年）などでも重要な課題となりました。

リプロダクティブライツは、リプロダクティブヘルスと呼ばれる女性の性や生殖にかかわる健康を保障するための権利です。子どもを産むかどうか、産むならば、いつ・何人産むかを決定する自由をもつ権利であり、女性が自分の意思で人生について選択できる自己決定権を尊重する考え方にもとづいています。この「子どもを希望するときにもてる」ということの先に、「中絶」の問題がかかわってくることになります。

いつ・何人の子どもをもつか決めるのは女性の権利ですが、どんな子をもつか決めることは女性の権利でしょうか。望まない妊娠を避けるためには、社会的に家族計画や出産調整の教育、情報提供が整備されるべきですが、どんな避妊法も100%ではないために望まない妊娠は起こり得ます。そうした場合に、女性は安全な中絶術を受ける権利をもっていると考えてよいと思います。このことはカイロ宣言や北京宣言の中でも触れられていますが、ただしキリスト教のカトリックやイスラム教などの立場に配慮した慎重な表現になっています。

それでは、リプロダクティブライツには出生前診断や選択的中絶の権利は含まれるかという問題です。これは個人の自由にもとづく優生思想ならば認められるべきという欧米のリベラリズムの主張するところですが、リプロダクティブライツの中ではほとんど議論されてこなかったテーマです。女性の基本的人権の確立という世界的な課題として取り組まれ、宗教勢力や第三世界とも連帯しながら進んできた運動においては、そもそも出生前診断や中絶といった問題はこれまで積極的に言及されてきませんでした。

一般的にいって医学の基本的な役割は、女性の自己決定権を守り支えていくことにあります。

出生前検査そのものは、障害をもつ子どもを産むかどうかの選択を幅広く女性に提供することで、女性の自己決定権を強める役割をもちます。世界的にみれば、医療経済的な視点から出生前診断を推奨している国もあれば、逆に人工妊娠中絶の原則禁止によって、結果として出生前診断や選択的中絶の権利を制限する国もありますが、こういった女性の産む産まないことへの干渉を排するために自己決定権を主張することは非常に重要でしょう。

しかし一方で、出生前診断で病気が発見された胎児を産まないと決めたとき、その自己決定を尊重することは障害者差別を招いてしまう可能性があります。出生前検査を受けないことを選択したり、受けたとしても病気の胎児を出産することを自己決定したりすれば、そういったジレンマを回避できるかもしれません。ですが、女性が苦しんだ末に選択的中絶を決めたとしても、そのことをどのように考えるべきかについて、リプロダクティブライツの思想からはまだ答えがでていません。出生前診断と選択的中絶の問題を考えていくと、人権思想と自己決定原理に依拠しているリプロダクティブライツの意義と限界がみえてくるような気がします。

引用・参考文献

1） シオラン，E.M．生誕の災厄．出口裕弘訳．東京，紀伊國屋書店，1976，286p．
2） デイヴィッド・ベネター．生まれてこないほうが良かった：存在してしまうことの害悪．小島和男ほか訳．埼玉，すずさわ書店，2017，253p．

memo

 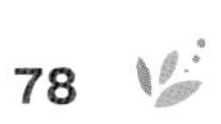

第5章

妊娠中期中絶の全て

1 人工妊娠中絶の適応

1．妊娠初期中絶と妊娠中期中絶

人工妊娠中絶が可能であるのは妊娠22週未満（21週6日まで）ですが、妊娠初期（12週未満）と妊娠中期（12〜22週未満）とでは、中絶手術の方法やその後の手続きが大きく異なります。

妊娠初期中絶では、子宮内容除去術として吸引法または掻爬法が行われます。子宮口をあらかじめ拡張した上で、静脈麻酔下で器械的に子宮の内容物を除去する方法です。通常は10〜15分程度の手術で済み、痛みや出血も少ないので、多くの場合、日帰りで施行することが可能です。

妊娠12〜22週未満の中期中絶では、あらかじめ子宮口を開く処置を行った後、子宮収縮薬によって人工的に陣痛を起こし分娩させる方法が行われます。妊娠12週以後の中絶手術を受けた場合は、役所に死産届を提出し、死産児の埋葬許可証をもらう必要があるのが初期との大きな違いです。

2．母体保護法と人工妊娠中絶の適応

1948年に成立した優生保護法によって、認められた指定医師のみが人工妊娠中絶を行うと定められました。これは高度な技術を要することと、その社会的影響を考慮したものです。この法律は、「優生上の見地から不良な子孫の出生を予防する」とともに、母体の生命健康を保護することを目的として長く施行されてきました。その後、「優生」という考え方が反省されるようになり、1996年に優生保護法の中から優生に関する条項が削除された、現行の母体保護法が成立しました。

「人工妊娠中絶とは、胎児が、母体外において、生命を保続することができない時期に、人工的に、胎児及びその附属物を母体外に排出すること」と定義されています。母体保護法第14条第一項には、「妊娠の継続又は分娩が身体的又は経済的理由により母体の健康を著しく害するおそれのあるもの」、第二項には「暴行若しくは脅迫によって又は抵抗若しくは拒絶することができない間に姦淫されて妊娠したもの」の2つが、人工妊娠中絶の適応として定められています。

「身体的理由」というのは、医学的適応ですから理解しやすいでしょう。母体にもともと何

 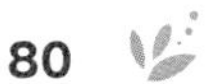

らかの重い疾患がある場合、あるいは妊娠の経過中に何らかの異常が発生し、妊娠や分娩によって母体の健康が損なわれ生命の危険がある場合などです。一方、「経済的理由」の方は、経済的状況の判定がなかなか難しいこともありながら、実際には中絶の多くが母体保護法第14条第一項の「経済的理由」を理由にして行われています。出生前診断によって選択的中絶を受けるときも、この「経済的理由」が援用されますが、ときにこれが問題とされることがあります。

3．胎児の障害を理由とする中絶

胎児そのものに障害があることを理由に人工妊娠中絶を認める規定を「胎児条項」といい、世界的にはこの胎児条項を法律で定めている国が多くあります。この胎児条項を導入するかは、出生前診断技術の進歩によって議論されるようになった問題です。70年代の初めに羊水診断が実施されるようになって以来、優生保護法改正論議の中で、何回か胎児条項の導入が検討されてきた歴史があります。胎児の重度障害を理由とする胎児条項については、その都度、障害者団体や女性団体からの批判により導入が見送られてきました。

旧優生保護法では、遺伝学的見地から優生思想に基づいた中絶や不妊手術の規定が存在しましたが、胎児そのものの障害が予想された場合に中絶を認める規定はありませんでした。しかし、胎児に障害が認められた場合にも、合法的に中絶が受けられるというコンセンサスがあったといえます。その場合の適応として用いられたのが、先の「経済的理由」でした。たとえば、妊娠初期の妊婦の風疹罹患やサリドマイド服用の場合です。実際にこの適応によって多くの中絶が合法的に行われてきました。

その根拠となるのは、障害をもつ子どもを産んだとき、その子どもの世話などで母親は大きな負担を抱えることが予想され、それが身体的ないしは経済的理由から母体の健康を著しく害する恐れがあるという考えです。母体保護法の条文を厳密に解釈して、いわゆる胎児条項が存在しないことをもって、選択的中絶を違法だと主張する向きもありますが、経済的理由のこういった解釈については、裁判所の判決によっても肯定されているといえます。妊娠中に風疹に罹患した妊婦に危険性の説明を怠り、合法的に妊娠中絶を受ける機会を与えなかったということで、医師の過失責任を認めた判例などもあります。

これは難しい問題ですが、**はっきりしているのは、妊娠分娩するのは当の女性でしかないという事実です。さらに実際、子どもを療育するのはその家族であり、とくに母親の負担が大きな部分を占めるという現実があります**。この事実を直視するかぎり、女性が中絶を選択しようとするのを何らかの理由で禁じたり、倫理的に非難したりすることはできないのではないでしょうか。

2 人工妊娠中絶の手順の実際

妊娠中期の人工妊娠中絶が、ふつうの分娩と変わらないのはご存じのとおりです。分娩のときは最低でも300～400mLの出血があり、弛緩出血や分娩時の創傷から1,000～2,000mLの大量出血を起こすことも珍しくありません。また、分娩後の感染のリスクなどは、妊娠中絶においてもまったく同じです。

妊娠中期中絶では、一番つらい思いをしているのは中絶を選択した本人ですが、医療者側としてもあまりやりたくない処置であるのは間違いありません。もともと健康な女性に対して行う手術でありながら、お産と違い、行ったことによって本人や家族の喜び、感謝が得られるわけではなく、かつ事故や合併症のリスクも決して低くはないのです。行わなくてすむのなら、それにこしたことはありません。

しかし、それでも行わざるを得ないのは、やはり医療者としての使命感からです。妊娠中絶などをなるべく選択しないように個々のカップルにいろいろと働きかけますし、あるいは常日頃から一般の人たちにもそのような啓蒙と教育を行っています。ですが、それでもやはりそれを選ばざるを得ない人が出てくるのです。そのとき、中絶の選択によって一番苦しんでいるのは本人なのだからと、自分自身を繰り返し納得させながら介助していくことになるでしょう。

1．子宮頸管拡張などの準備

妊娠12週までの人工妊娠中絶術はD&C法で行うことが一般的です。Dとは“dilatation”で頸管の拡張を意味し、Cとは“curettage”、すなわち掻爬のことです。文字のとおり、麻酔後にヘガール（**図1**）という金属の拡張器で拡張した後、胎盤鉗子を使って胎芽とよばれる初期の胎児成分を外に出します。また最近では、MVA（手動真空吸引）法が用いられることも多くなっています。これは専用吸引器に接続されたプラスチック製のカニューレを子宮内に挿入し、手動で子宮内容物を吸引除去する方法です。D&C法に比べて手術時の痛みや子宮の損傷が少ないともいわれています。

しかし妊娠12週以降の妊娠中期では、胎児はだいぶ大きくなっていますので、入院してもらった上で、時間をかけて準備する必要があります。妊娠中期における子宮の発達は未熟であり、子宮頸管は硬く閉じています。また子宮自体も、子宮収縮を引き起こすオキシトシンやプロスタグランジンなどのホルモンに対する反応性に乏しいことが一般的です。そういった子宮

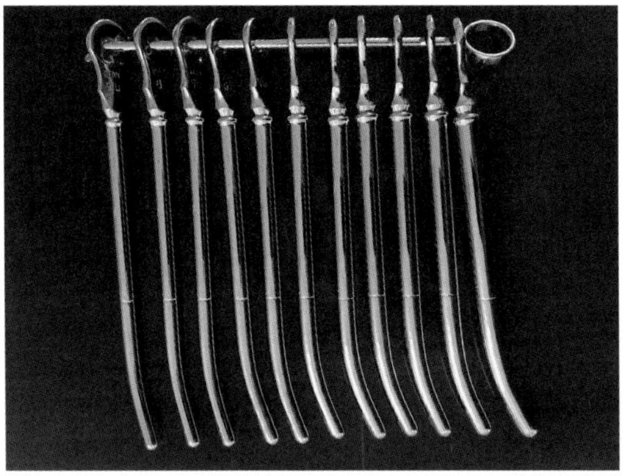

図1 ヘガール（子宮頸管）拡張器

麻酔後に子宮頸管をヘガール（写真）という金属の拡張器で拡張した後、胎盤鉗子ないしは吸引器を使って胎芽といわれる初期の胎児を外に出す。

に対して物理的に刺激を行って、分娩誘発の準備をする必要があります。

頸管熟化を促進する薬物として唯一エビデンスがあるのは、プロスタグランジンの腟内投与です。陣痛誘発前のプロスタグランジンの腟内投与は、吸引鉗子分娩や帝王切開の割合を有意に低下させることが報告されています。欧米では一般に、プロスタグランジン E_2（PGE_2）のゲル製剤が用いられています。指上にゲルを何 cm かとって、それを頸管内に投与します。日本では2020年に初めてプロウペス®腟用剤として正式承認されましたが、適応は妊娠37週以降となっていますので、妊娠中期中絶には残念ながら使用できません。

● 吸湿性子宮頸管拡張材の種類と特徴（表1）

子宮頸管の拡張に用いられる棒状の医療材料で、最も代表的なものがラミナリア桿、略してラミナリアと呼ばれるものです。ラミナリア桿は長さ6～8 cm、直径はサイズによって2～8 mm程度の円筒形で、子宮頸管に挿入しやすい形をしています（**図2**）。コンブ科の海藻を原材料とし、水分を吸収すると膨張するという性質を利用しています。閉じた子宮口に挿入しておくと、水分を吸収して12時間くらいで倍ほどの太さに膨張して、子宮口をゆっくりと拡張することになります。

近年では、高吸収性高分子を原材料とする類似品も多く使われます。ダイラパンS、ダイラソフト（**図3**）は、親水性ポリマーを用いたもので、4時間ほどで3倍ほどの太さに膨張します。ラミセルは、頸管熟化作用をもつ硫酸マグネシウムを含有し、やはり高分子材料でできていて、滲出液の吸収膨張の作用によって緩やかに子宮頸管の拡張を行うものです。放射線やエチレンオキサイドガスによって滅菌されていて、いずれも再使用は禁じられています。

子宮頸管の組織はコラーゲンによってできており、急速に拡張すると損傷を受け、自然には

表1 吸湿性子宮頸管拡張材の種類

	原材料	拡張時間	特徴
ラミナリア桿	天然海藻	12時間	安価。時間がかかる
ダイラソフト	親水性ポリマー	4時間	膨張性が大きい。手で曲げられる
ラミセル	硫酸マグネシウム含有高分子材料	4時間	頸管熟化作用がある

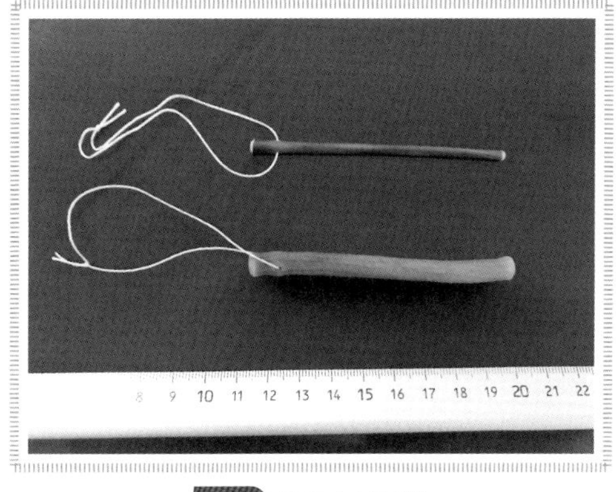

図2 ラミナリア桿

上：膨張前、下：膨張後。水分を吸収して12時間くらいで倍ほどの太さに膨張し、子宮口をゆっくりと拡張する。

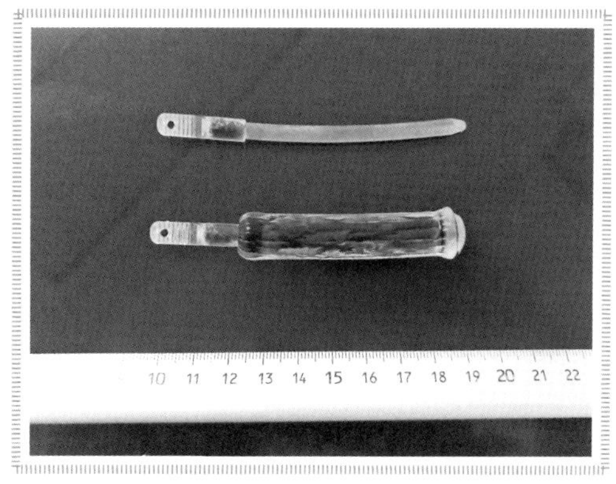

図3 ダイラソフト

上：膨張前、下：膨張後。4時間ほどで3倍ほどの太さに膨張する。

修復しません。次回妊娠のときに頸管無力症を起こして流早産にならないように、頸管の拡張は時間をかけて段階的に行う必要があります。上記のラミナリア桿やさまざまな高吸水性高分子でできた頸管拡張材は、ある程度の時間をかけて膨張するようにつくられているので比較的安全ですが、あまり多くの本数を挿入して頸管を損傷しないよう注意が必要です。

● 子宮頸管拡張材の挿入

まず排尿させ、膀胱を空にします。経腟超音波検査を行って、子宮自体の大きさや位置、傾きと、子宮筋腫や子宮奇形の有無などを確かめます。内子宮口まで十分に拡張する必要があるため、特に子宮頸管から内子宮口に至る内腔の方向と長さをていねいに見ておきます。必要に応じて、頸管長を測定してラミナリア桿などの頸管拡張材のサイズを決めます。

子宮内感染予防のため、外陰部と腟内を十分に消毒します。腟鏡あるいはクスコをかけ、子宮腟部前唇に塚原鉗子をかけます。子宮が前屈していたり後屈していたりするときは、鉗子を牽引すると子宮頸管の内腔がまっすぐになり、頸管拡張材が挿入しやすくなります。ダイラソフトは挿入前に軽く彎曲を付けることができるので、頸管と内腔が屈曲していても比較的挿入しやすいことがあります。

子宮ゾンデで方向と長さを確認した後に、頸管拡張材を挿入します。頸管拡張材の挿入には専用のラミナリア鉗子が有用ですが、長鑷子や胎盤鉗子でも十分です。頸管拡張材が閉鎖している内子宮口まで到達すると若干の抵抗がありますが、内子宮口まで十分拡張する必要があるので、そこを通るまで挿入します。あまり深く挿入しすぎると出血が起こるので注意が必要です。子宮口がピンホールとなっていて頸管拡張材の挿入が困難なときは、最初に金属の細いヘガール拡張器で軽く拡張する方法もあります。

● 子宮頸管拡張材の抜去と再挿入

子宮頸管が熟化し、内子宮口が十分に開大している方が、分娩誘発の成功率も高く、本人の肉体的・精神的負担も少ないのは当然です。妊娠中期、特に妊娠20〜21週となると、十分な子宮口の拡張を得るためには、ラミナリア桿にして10〜15本程度の挿入が望ましいとされていますが、これだけの本数を入れるためには1回だけの拡張では足りず、頸管拡張材の抜去と再挿入を2〜3回程度繰り返す必要があります。

頸管拡張材による合併症は、頸管裂傷と子宮内感染が主なものであり、これらはその後、続発性不妊や流早産の原因となるので、処置の際には注意が必要です。頸管拡張材の挿入は決して無理をせず、十分な頸管熟化が得られるまで少なくとも1〜2日はかけて行うこと、それから感染予防のために、挿入後は24時間以内に抜去することがポイントです。頸管拡張材挿入中は、必要に応じて抗菌薬の投与を行うこともあります。

頸管拡張材によって子宮頸管を開大、軟化させた後、さらに頸管の開大を促進し、また子宮容積の増大に伴う伸展刺激によって子宮収縮を誘発させる目的で、メトロイリンテルを子宮腔内に留置することがあります。ラミナリア桿挿入などと同じように腟腔内を十分に消毒した後、子宮腟部を鉗子で把持し、子宮腔内に虚脱したメトロイリンテルを挿入します。生理食塩液または滅菌水を注入して膨らませることになります。

● 頸管拡張時の鎮痛

ラミナリア桿挿入時は強い疼痛があることが一般的ですが、妊娠中期中絶時などは陣痛誘発までに複数回の処置が必要となるため、静脈麻酔といったリスクのある鎮痛法は避けられる傾向にありました。妊婦本人が鎮痛を希望するようなときは、30分くらい前にアセトアミノフェンやロキソプロフェンといった鎮痛薬や、また必要に応じて抗不安薬などを内服させることもありましたが、実際には安定した効果が得られないことが多かったようです。

われわれは最近、ラミナリア桿挿入時に傍子宮頸管ブロック変法を用いて、きわめて有効な鎮痛を得ています。これは聖隷三方原病院の宇津正二先生が提唱している[1]もので、八光社製の22G、14cmカテラン針を用いて、腟円蓋部の粘膜下に浸潤麻酔をする方法です。第2指と第3指の間に挟んだガイドの鞘を子宮頸管外側の腟円蓋部にあてて、その中にカテラン針を進

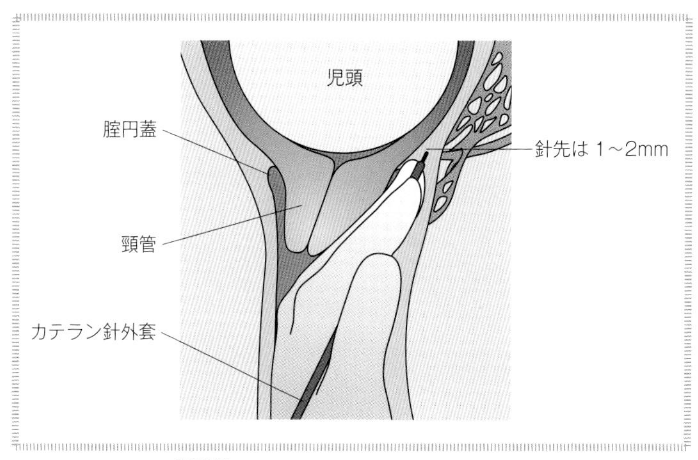

図4 腟円蓋部の粘膜下への浸潤麻酔

第２指と第３指でガイド管（外套）を挟んで腟円蓋部の３時と９時方向にあて、その中にカテラン針を進め、皮下に局所麻酔剤を ３mL ずつ局注する。

めて局注します（**図４**）。3時と９時方向の粘膜下２mm 程度の浅いところに１％リドカインを３mL ずつ浸潤させると、十分な鎮痛を得ることが可能となります。ぜひとも広く普及してほしい方法です。

近年では鎮痛への女性の希望が大きいことや、また強い疼痛は心的外傷化しやすく、将来のグリーフケアにも悪影響を及ぼすことがよく知られるようになって、疼痛緩和についてさまざまに論じられるようになりました。死産経験者の手記を集めた『ともに生きる　たとえ産声をあげなくとも』[2]には、このラミナリア桿挿入のときの痛みのつらさについて、複数の人が語っています。たとえば、「手術前日の子宮口を広げる処置は、23 年間で一番痛く悲しいものでした。あまりの痛さに我慢できず、短い悲鳴をあげてしまいました。この痛みを乗り越えても、待っているのは悲しみと苦しみと絶望だけ（p. 16 より引用）」などです。健康な子どもを得られるという希望と期待があればどんな疼痛をも乗り越えることができるとしても、**死産や人工妊娠中絶といった処置のときは、肉体的にも精神的にもなるべく妊婦本人のよけいな負担はとってあげるべきだと思います**。

2．陣痛誘発～児と胎盤の娩出

● プレグランディン®の特質と使用法

プレグランディン®には、プロスタグランジン E_1 の誘導体であるゲメプロストが含まれており、子宮筋収縮作用とともに頸管拡張作用があります。妊娠中期は子宮の組織が未熟なため頸管熟化に時間がかかるので、その分娩誘発に適した薬剤といえます。

プレグランディン®は腟坐剤（**図５**）という剤形をとり、後腟円蓋部に挿入します。プレグ

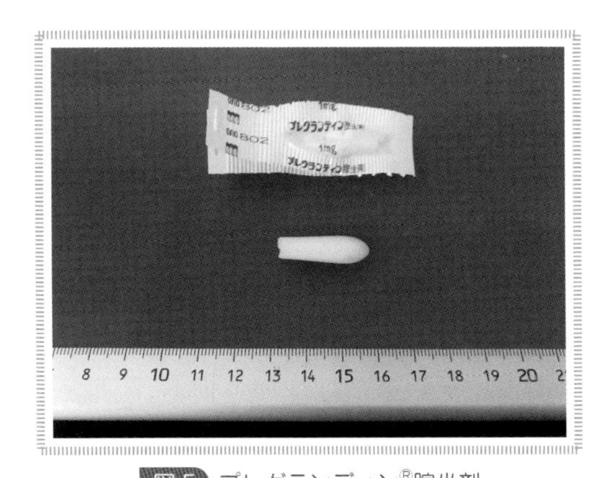

図5 プレグランディン®腟坐剤

後腟円蓋部に挿入。投与後の血中濃度は 1～2 時間で最大値に達するとされているので、3 時間ごとに 1 回 1 錠ずつ投与する。

ランディン®腟坐剤を投与した後の血中濃度は 1 ～ 2 時間で最大値に達するとされているので、投与は 3 時間ごとに 1 錠ずつ行います。もし最大 5 錠まで使用しても効果がないときは、他の方法に切り替えなければなりません。不慮の出血などに対応できるよう、日勤帯での娩出を目指すとすると、せいぜい 3 ～ 4 錠を使用して、娩出に至らなければその日は終了ということになるでしょう。

注意しなければならない合併症は、**アナフィラキシーショックや過強陣痛による子宮損傷**などです。そのほかプロスタグランジン製剤特有の発熱、嘔吐などはしばしば認められる副作用です。

● オキシトシンそのほか

オキシトシンは、主に下垂体後葉から分泌されるホルモンであり、子宮平滑筋を収縮させ陣痛を起こして分娩に至らせます。また、分娩後には子宮の回復（子宮復古）を促進させたり、乳汁分泌を起こしたりします。このため、医療では合成オキシトシンが分娩時の陣痛促進のために用いられます。

オキシトシンの効果は、子宮筋の感受性によって大きく左右され、妊娠中期ではなかなか有効陣痛が来ない場合があります。プレグランディン®の適応は妊娠 22 週未満とされているので、妊娠中期中絶でオキシトシンを用いるのは、プレグランディン®腟坐剤を 5 錠使用した後の誘発や、妊娠 22 週以降の子宮内胎児死亡の人工死産などのときです。オキシトシンの使用法は、通常の満期での分娩誘発に準じます。アトニン 5 単位を 500mL に希釈し、6 ～12mL/ 時間から開始し、有効陣痛がくるまで 30 分以上の間隔を空けて 6 ～12mL/ 時間ずつ増量し、最大投与量を 120mL/ 時間とします（**表 2**）。

表2 オキシトシンの投与法

5単位を5%グルコースまたは生理食塩液500mLに溶解（10mU/mL）

開始時投与量	増量（最低30分空けて）	最大投与量
(1～2mU/分) 6～12mL/時間	(1～2mU/分ずつ) 6～12mL/時間ずつ	(20mU/分) 120mL/時間

表3 プロスタグランジン$F_{2\alpha}$の投与法

3,000μgを5%グルコースまたは生理食塩液500mLに溶解（6μg/mL）

開始時投与量	増量（最低30分空けて）	最大投与量
(1.5～3.0μg/分) 15～30mL/時間	(1.5～3.0μg/分ずつ) 15～30mL/時間ずつ	(20mU/分) 250mL/時間

プロスタグランジン$F_{2\alpha}$が、分娩誘発に用いられることがあります。子宮収縮作用のほかに頸管熟化作用もあるとされていて、オキシトシン不応性の妊娠中期の分娩誘発に効果が期待できます。使い方は、プロスタグランジン$F_{2\alpha}$ 3,000μgを500mLに希釈し、やはり15～30mL/時間の少量から開始し、有効陣痛になるまで30分以上の間隔を空けて15～30mL/時間ずつ増量します。最大投与量を250mL/時間とします（**表3**）。

● 児と胎盤の娩出

妊娠中期中絶における児の娩出の基本は、一般の自然分娩とのときと同じです。卵膜に包まれたままの幸帽児分娩として児と胎盤が一緒に出てくればスムーズであり、かつ胎盤遺残もないので理想的です。しかし、通常の場合は自然破水して児が娩出し、その後に胎盤娩出が起こります。

難しいのは、胎児そのものがまだ小さいことです。子宮口が全開する前に自然破水が起こったり、先進部が小さいために胎児の一部（頭や下肢など）が腟内に出たりすると、子宮内の容積が急に縮小するためか、陣痛が突然なくなってしまうことがしばしば起こります。この場合は、薬によって再度陣痛を増強させるか、腟内に出ている胎児部分を把持して人為的に娩出させるかのどちらかになります。

胎盤も組織的に未熟ですから、児娩出後に後血腫によって剝離し娩出するといった自然のメカニズムがうまくいかないこともあります。臍帯が細かったり卵膜付着であったりすると、牽引によって胎盤を娩出しようとしても容易にちぎれ、結果的に胎盤娩出に難渋することもまれではありません。用手剝離によって胎盤を娩出するときは、しばしば静脈麻酔が必要となります。経腹的超音波ガイド下に胎盤鉗子で少しずつ胎盤を引っ張ってくるのが、最も安全で本人への負担が少ない方法です。ただし、娩出後の大量出血には気を付けなければなりません。

無痛・和痛分娩

子宮頸管拡張のところでも書きましたが、妊娠中期中絶に当たって無痛分娩を希望する人が近年では増えてきました。産褥期のグリーフケアにおいても重要な意味をもつため、今後は十分な対応が必要となってきますが、無痛分娩はマンパワーの問題などがあって、施設差、地域差が大きいのが現状です。最も一般的に用いられる硬膜外麻酔については、成書[3,4]をいくつか紹介して説明の代わりとします。

文献1によると、傍子宮頸管ブロックは子宮口全開大までの分娩第1期の痛みにも効果があります。中期中絶ではほとんどこれだけで全開大し、児の下降、排臨、発露、娩出まで進んでしまう例もあるほどです。この腟壁粘膜下の浸潤麻酔効果は大体1時間前後なので、麻酔効果が途中で切れてきたら何度も追加注射可能です。破水していない例では、胎盤も一緒に幸帽児のままで飛び出してくることも多いようです。硬膜外麻酔では、輸液管理やバイタルサインチェック、導尿、ストレッチャーや車椅子移動など、看護側に大きな負担を強いることになるので、傍子宮頸管ブロック変法は検討に値する方法だと思います。

比較的大きな児であったり、母体が若年すぎたりして不安や恐怖のためにコミュニケーションが取れないような場合には、通常の分娩と同じように、子宮口全開大以降、排臨までの分娩第2期にも、腟壁粘膜下局所浸潤麻酔を追加します。座骨棘手前の左右の腟壁粘膜下に、同じく浅く局所麻酔剤を7～10mLずつ浸潤麻酔すると、初産婦でもあたかも経産婦のように腟壁が柔らかく伸展し、目に見えて下降してきます。母体はあまり痛みを感じないので心身ともに緊張が取れて、余裕でコミュニケーションも取れるようになるとのことです。

3．中絶後のケア

乳房や悪露の管理

人工妊娠中絶や死産を体験した女性は、母乳を与える対象となる児を喪ったにもかかわらず、乳房が張ってくる事実を知って驚くことがあります。乳房緊満によって起こる痛みは、母乳を与える児がすでにいないことをいやが応でも思い出させるため、薬によって早く母乳分泌抑制を望む人が多いものです。しかし、中には中絶した児を最後まできちんと悼むために、初乳を児の口に垂らしてあげたいとか、棺に入れてあげたいと願う人も少なくありません。児の写真に供えたいということで、しばらくは搾乳を続ける女性もいます。そのような一種の供養の形があり得ることを最初に説明した上で、本人の希望をきちんと確認して対応してください。長期間のケアが必要になる場合には、通常の母乳外来で対応するのもよいでしょう。

妊娠中期中絶後に、医学的な母乳の分泌抑制処置を希望する場合は、一般的にはドーパミン作動薬の内服が推奨されています。内分泌性のドーパミン受容体を刺激し、乳汁分泌作用のあるプロラクチンの分泌を抑制します。カバサール®錠は長時間作用型の薬剤であり、胎児娩出後に1回1mgのみ内服すれば効果はおおよそ1週間持続します。その間にほとんどの場合で乳房緊満感や乳汁分泌は収まりますが、そんなときでも初乳だけは少しだけ出ることが多いので、それを児にあげてもよいかもしれません。まれに、1週間後にもう1回、服用を必要とすることがあります。副作用として悪心や嘔吐、ふらつきなどが出ることがあるので注意が必要です。

中期中絶手術後は、通常の出産と同じように悪露が排出されます。悪露には血液や子宮内に残った卵膜の一部などが含まれていて、時間の経過とともに量は少なくなります。妊娠12週以降の妊娠中期中絶の場合は、通常の分娩と同じように4週間後に産後健診を行い、子宮内容物の完全排出と子宮復古、悪露の減少・消失などを確認することが望ましいでしょう。このとき、血圧や尿糖、尿蛋白も同じようにチェックします。

● 法的届け出や火葬まで

妊娠12週以降22週未満の人工妊娠中絶・人工死産のときは、事前に母体保護法に定められた手続きを行うほか、死産証書による役所への届け出と火葬が必要となります。選択的中絶を含む妊娠中期中絶では、母体保護法第14条第一項「妊娠の継続又は分娩が身体的又は経済的理由により母体の健康を著しく害するおそれのあるもの」の適応に準じて行われます。その中で、特に「経済的理由」を要件とされることが多いようです。人工妊娠中絶の同意書にはこの要件をきちんと記載した上で、本人およびそのパートナーの署名を入れてもらう必要があります。

母体保護法に基づいて人工妊娠中絶を行った場合は、毎月の人工妊娠中絶報告を行うほかに、当然ですが、法律に定められた死産証書を発行する義務があります。死産の届け出は、通常、パートナーが行うことになっていますが、やむを得ない事情があるときは本人でも構わないとされています。死産の届け出は、医師の発行した死産証書（または死胎検案書）を添えて、届出人の住民票がある市区町村の窓口、もしくは死産した病院のある市区町村の窓口に、死産後7日以内に届ける必要があります。死産届は医師が発行する死産証書（死胎検案書）と一体になっていて、A3の指定用紙の左半分が死産届、右半分が死産証書です。

上記の届け出をするときに、あわせて「火葬埋葬許可申請書」を提出すると「火葬許可書」を発行してくれます。火葬場では必ず火葬許可証の提示を求められます。亡くなった児を火葬すると、火葬場では「火葬許可書」に捺印して返却してくれますが、それがそのまま「埋葬許可書」となる自治体が多いようです。この「埋葬許可書」を墓地管理者に提出して初めて埋葬が許可されることになります。

病院から帰るとき

母親が退院するときのパターンには、大きく次の3つがあります。1つは母親と児が一緒に退院し、自宅から火葬場に連れて行く場合。2つめは母親が児と一緒に退院し、そのまま火葬場に向かう場合。そして最後に、児は病棟で預かり、母親が先に退院して、火葬の日に合わせてあらためて児を迎えに来る場合です。さまざまなケースがあって、これはカップルによく考えて決めてもらうことになります。

一般的な死産や人工妊娠中絶では、正式な葬儀はおろか、身内だけの葬儀ですら行われることはまずありません。特に人工妊娠中絶の場合は、どうしても他聞をはばかって、葬儀を行わずにそのまま火葬ということが多くなります。しかし、第6章で詳しく説明しますが、**児との「別れの儀式」というのは、児が確かに存在していて亡くなったと認める証となるものであり、それが女性やパートナーの心を支え、後々に現実を受け入れる手助けをしてくれる**ことになります。女性やパートナーは中絶直後の悲しみに満ちた気持ちを抱えて、自ら積極的に事を成すことはできない状況です。**病棟のスタッフがうまく手助けをしてあげながら「お見送り」をするのは、とても大切なことです**。

病棟のスタッフと共に「お別れ」と「お見送り」を行う医療施設は増えてきています。当院では「祈りの部屋」という場があって、亡くなった児とのお別れや親子3人でのお見送りをしています。その実際は、第6章であらためて説明します。

引用・参考文献

1) 宇津正二ほか．分娩時の傍頸管ブロック／陰部神経ブロック：Koback 針を使わない産道神経ブロックで安全・安心・安楽・確実な和通分娩を．産科と婦人科．82(5)，2015，539-48.
2) 流産・死産経験者で作るポコズママの会編．ともに生きる―たとえ産声をあげなくとも．東京，中央法規，2007，16.
3) 照井克生．硬膜外無痛分娩．改定 3 版．川添太郎，木下勝之監修．東京，南山堂，2015，123p.
4) 入駒慎吾．図表でわかる無痛分娩プラクティスガイド．村越毅編．東京，メジカルビュー社，2018，144p.

3 妊娠中期中絶の合併症

1. 出血

妊娠中期中絶では、ときに常位胎盤早期剝離や子宮損傷（破裂）などによる強出血を起こすことがあります。妊娠中期は胎盤が未熟であるため、児の娩出前に剝離が始まったり（常位胎盤早期剝離）、逆に児の娩出後も胎盤剝離が起こらなかったりします。また、子宮頸管の熟化が進んでいないと、陣痛が過強となったときに子宮の組織に損傷を起こすことがあります。以前に帝王切開の既往があるときは要注意です。前処置の子宮頸管の熟化、開大には十分な時間をかけて行います。また、出血などの不慮の緊急事態を考えると、胎児、胎盤の娩出は、平日の日勤帯に終了することが望ましいでしょう。

2. 緊急帝王切開

中期中絶を目的としたものですから、母体への大きな侵襲はなるべく避けたいところですが、常位胎盤早期剝離によって大量出血となった場合や、子宮破裂などが起こった場合は、母体救命のために帝王切開が必要となることがまれにあります。対応は通常の緊急帝王切開と同じですが、手術としては通常よりかなり難しくなります。いまだ子宮が小さく子宮体下部が伸展していないため、筋層が厚く、児の娩出に難渋します。最初から子宮体部を縦に切開した方がいいかもしれません。術後は、出血などに注意して観察する必要があります。

3. 産褥熱

妊娠中期中絶では、胎児がまだ小さいため子宮口が全開になる前に娩出されたり、未熟な胎盤の娩出に手間取ったりすることがあります。そのため、子宮内に胎盤の一部が残ったり、悪露が停滞したりすることがしばしば起こります。こういったところに細菌感染が起こると、産褥熱（産褥骨盤内感染症）を発症します。さらに子宮内膜に波及すれば子宮内膜炎へ、炎症が子宮を越えて周囲に波及すれば子宮付属器炎、産褥敗血症といった状態にまで至ることがあります。抗菌薬の予防的投与を行い、子宮内遺残があるときは、重度の感染症に進展する前に子宮内容除去術を行うなど、早めの処置を必要とするかもしれません。

第6章

妊産婦とパートナーのメンタルケア

1 周産期グリーフケアの重要性

周産期のグリーフケアは近年注目されており、産科や新生児科、あるいは遺伝診療科などでは、流死産・新生児死亡などを経験した女性やパートナーを支える試みが広がっています。しかし、実際の日常診療の中では、カップルへのグリーフケアというのは、いまだに付加的なサービスという位置付けであることが多いようです。日常から本格的なグリーフケアの必要性を感じていたとしても、本来の忙しい仕事の合間を縫って、それに費やすことのできる時間や労力には限りがあるのがふつうです。

グリーフケアを行うに当たっては、事前から互いに信頼関係があるときは良い支援が可能になるといわれます。グリーフケアの専門職ともいえる心理カウンセラーと比べると、周産期医療に携わる看護師・助産師は、死産や中絶となる前から女性とそのパートナーと密接に触れ合っているため、相互の関係性を築きやすい特別な立場にあります。その点を考えると、病棟内でグリーフケアに取り組むことができれば、大きな成果が期待できます。一方、女性やパートナーとの関係が破綻しているようなときは、支援が難しくなることに注意が必要です。

そもそもグリーフケアという考え方や活動については、一般の人たちはもちろん、医療関係者の間にもまだ十分浸透しておらず、その関心や取り組みは、それぞれの施設や個人でばらばらの状況です。個人の過去の喪失体験や、悲嘆している患者への援助の経験などで差が出ていくのかもしれません。ここでは、産科領域で赤ちゃんや胎児の喪失を体験した女性に対して、どうして支援が必要となるのか、どのような支援を行うべきかについて主に解説します。

1．周産期グリーフケアとは何か

死産や中絶といった周産期の喪失体験によって生じる感情変化や身体症状の多くは、同じ状況にあった人なら誰でも経験することです。**このような反応を「グリーフ」といい、日本語では「悲嘆」と訳されていて、正式には「喪失に対するさまざまな心理的・身体的症状を含む感情的反応」と定義されます**。こういった喪失体験は、女性の人生の中でも最も強いストレスの１つとされています。悲嘆や葛藤に苦しむことになりますが、ふつうであれば何とか耐え得る体験であって、時間とともに少しずつ軽減されていくことといわれています。すなわち、こういった「グリーフ」は病気ではないのですが、悲嘆が通常の範囲を超えて、身体的あるいは心理的機能に強く影響することがときどき起こり、メンタルの疾患に発展する可能性があります。

女性とそのパートナーが現実に起こった赤ちゃんの喪失を正面から捉え、その痛みや悲しみをしっかり経験することが、その後の二人が正常な日常に戻る上で最も大切であると考えられます。たとえば、ほとんどの女性は、亡くなった赤ちゃんと十分な時間を一緒に過ごせなかったことが心残りだと感じているといいます。赤ちゃんが生まれた直後から女性と一緒にいられるように配慮することは、その後の立ち直りにプラスとなります。グリーフケアは、そういった過去の多くの経験の反省と省察から生まれた１つの方法論ともいえます。

従来、見逃がされがちだったのは、女性のみならずパートナー、すなわち男性に対するケアです。パートナーの喪失感については、確かにこれまであまり注意されてきませんでした。パートナーは、わが子を喪失した当事者でありながら、同時に女性当事者を支えるキーパーソンでもあるため、「自分がしっかりしなければ」という意識が先行しすぎてしまい、どうしても十分な悲嘆作業ができていないことがあります。とくに社会が男性に対し、男として強く統率力をもち、他人の助けを必要としない家族の保護者であることを求める場合、悲しみを含めたあらゆる感情を表に出すことを妨げる方向に働きます。男性が悲嘆を外に出すことができないと、内にため込んだ苦しみに苛まれることになりかねません。カップルの一人として、しっかり見ていく必要があるでしょう。

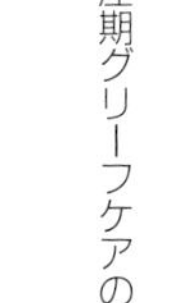

赤ちゃんの喪失の悲しみは、カップルそれぞれで少しずつ異なっています。カップルは皆、ほかの誰でもない自分たちの赤ちゃんを悼み、皆の記憶にも残って欲しいと望んでいるものです。ですから、ルーティンの看護業務の対応だけではもの足りなく感じます。しかし、私たちスタッフは、赤ちゃんを亡くした一人ひとりの女性とパートナーに看護の手を差し伸べようと真摯になればなるほど、いつも苦労して、そして結局は自分も傷ついていくことがしばしばです。もし「グリーフケア」が方法論の形として存在すれば、一つひとつの経験から学びながら、次のケースでは、より適切に行うことができるでしょう。また、それぞれのケースについて検討し、さらに望ましいものを考えたり、それらの経験を後進に伝えたりすることもできます。本章ではそういったことを目指しています。

2．赤ちゃんとの別れ

世の中には、死別による多くの別れがありますが、とくに赤ちゃんとの別れは女性やパートナーにとって最も強い悲しみとなるといわれます。赤ちゃんが生まれる前から、女性は自分なりの赤ちゃんのイメージを育み、家族の未来を思い描きます。それが突然断ち切られて、女性はパートナーと共にショックや怒り、悲しみ、不信などのるつぼに突き落とされることになります。流死産も一人の赤ちゃんの喪失であり、当然、喪の作業がなされる必要があります。

もし赤ちゃんに疾患や奇形があった場合、カップルは２つの喪失を悼むことになります。自分たちがそれまで心に抱いていた赤ちゃんが、実は何かの疾患をもっていたことを知り、「理想的な赤ちゃん」のイメージを失います。その次には、実際の赤ちゃんを死産や中絶で失うのです。われわれは、どうしても後者の実際の喪失体験だけに目が行きがちですが、実はその前の段階での心の中での理想的な赤ちゃんの喪失も、カップルにとっては強烈な体験になることを忘れてはいけません。

そういった感情をきちんと認めてあげることは、とても大切なことです。もちろんカップルにとって喪失体験はとてもつらいものですが、それを将来的に少しずつ受け入れていくためには、**自分たちだけでなく他人にもその感情を承認してもらうことが大きな助けになります**。逆に、仮にそういった喪失体験を周囲の人たちが無視したり、軽侮したりするようなことがあれば、カップルにとって別れはスムーズにいかず、喪失体験を受容することはきわめて困難になります。

3．人工妊娠中絶における問題点

ここまで書いてきた周産期のグリーフは、主に流産や死産の女性についてです。一方、人工妊娠中絶というのは、人になかなか話せない喪失であることが最大の問題です。多くの人は大っぴらに外に出すことができないため、一刻も早く忘れたいと願い、中絶後は一見、何事もなかったように過ぎているように見えます。しかし、赤ちゃんの喪失を悼むべきときにきちんとそれをしなかった女性は、その後に何度も思い出したように悲嘆が湧き上がってくることがあります。たとえそのとき、どんな理由で中絶したのであっても、赤ちゃんの喪失をきちんと悼むことはとても重要なことです。

現状では、きちんとした中絶後のサポートを受けられない女性は少なくありません。そういったとき、自分自身でできることとして、中絶したことをなるべく早く忘れてしまおうとしがちです。ところが、無理やり記憶を封じ込めようとすれば、後になってフラッシュバックが来るといわれています。中絶前後にきちんとした心理的なケアを受けることが望ましいのはこのためです。

医療従事者の基本的姿勢として、カップルとのコミュニケーションでは正直に、かつ同情的であることが必要ですが、それ以上に尊敬と品位をもって接することが重要です。もちろん、胎児の疾患を知ったために人工妊娠中絶を選んだカップルであっても、二人は傷つきやすい状態になっていることは間違いないのであり、そんなときこそ、二人の尊厳が守られなければなりません。このことは、本人はもちろんパートナーにも等しく当てはまります。

ここで、出生前診断・選択的中絶を経験したある女性の体験を紹介いたします。

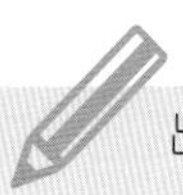

出生前診断・選択的中絶を経験したある女性の手記

出生前診断を受けて

当時同棲していたパートナーとの間に、避妊の失敗から妊娠が発覚し、当初迷いはありましたが、出産し、これを機に籍を入れようということになりました。地域のハイリスク妊婦を受け入れている総合病院を選んで受診しました。39歳という年齢でしたので、自分から「NIPTを受けたい」と申し出て、認定医療施設に紹介してもらって検査を受けました。事前カウンセリングでは、NIPTの仕組みや、検査で見つかる障害について丁寧に説明を受けました。図示された遺伝子のらせん構造を見ながら、「このような神の領域のような部分にまで人間が手を出して良いのだろうか」という恐怖に襲われ、涙が止まらなくなりました。

何の家族計画もない妊娠でしたので、健常児であっても子育ての困難は覚悟していました。それ故、障害のある赤ちゃんであれば、到底受容することはできないと、初めから決めていました。その結果、羊水検査を経て21トリソミーが確定し、その告知をされたとき、私はショックを受けつつも、「では妊娠の継続を諦めます」と、迷いなく担当医に告げました。認定医療施設の担当医は丁寧な方で、カウンセラーによる心のケアなどの案内もしてくれましたが、私は全ての感情表現を努めて「無」にしていたので、その提案すら煩わしく、振り切って地元に戻りました。内心では、「正常な赤ちゃんを妊娠できなかった」いうことで、自分を欠陥人間のように考えていたからです。そんな惨めな自分の姿を誰にもさらしたくない、そんな気持ちでいました。なぜ自分がこんな目に、という不条理に対する怒りのような思いもありました。しかしこのときの、自分本位でおなかの赤ちゃんに向ける想いが足りなかった姿勢は、後々長く私を苦しめることになりました。

酷いつわりに耐えながら、何度も検査を受け、赤ちゃんを失うという結果が待っているかもしれないこの数週間を、具体的にどのように過ごしていたのかはあまり記憶にありません。ただ、妊娠22週までというタイムリミットもある中、人生で最も過酷でつらい時間だったと思います。

総合病院の産科にも、ほんの数回の定期診断に通っただけですので、医師や看護師の方々と人間関係もまだそれほどできていませんでした。淡々と中期中絶をお願いしたいと告げる私に、それでも病院側は通常の死産と同じ準備をして迎えてくださったようでした。担当医から入院日程を決めるための連絡があった際も、「赤ちゃんの…その…処置の件ですが」と電話の向こうで言葉を慎重に選んでくださっているのが分かりました。

入院から出産まで

入院初日から、これまでの男性の産科部長から若い女性医師に担当医が代わりました。中絶を境に担当医が変わることに傷つく妊婦がいるということも後から知りましたが、私は特段何も感じることはなく、これも病院側の配慮によるものかもしれないと思っていました。病院は私に角部屋の個室を手配してくれていました。その上、「お産のタイミングによっては、ほかの妊婦さんと分娩室で隣同士になってしまったり、よその赤ちゃんの声が聞こえてしまうかもしれません」とさらに気遣ってくださいました。痛いと聞いていたラミナリアの挿入も全く痛みはなく、常に優しく声掛けをしながら処置していただき、私もずっと冷静でいられました。というよりも、次々と押し寄せる初めての経験に対して、もしかすると逆に興奮状態にあったのかもしれません。

さまざまな処置の合間に、「赤ちゃんとお別れするご家族へ」と書かれたパンフレットを渡され、出産後の沐浴や母子手帳の記入など、希望があれば何でも対応しますと書かれていました。しかし、あくまでも希望に沿うものであり、強制ではないというさり気ないスタンスでした。この段階でも私は、「何も要らない、赤ちゃんに名前もつけない」という考えでいました。とにかくこの正常でない妊娠を早く終わらせてしまいたい、なかったことにしてしまいたい、という頑なな思いでいたからです。

分娩前夜、病室に泊まり込んでいたパートナーから、「やっぱりちゃんと名前を付けてあげよう」と言われ、それがきっかけで、いったん全て断っていた産後のセレモニーを、あらためて病院にお願いすることになりました。

時間が来て、車椅子に乗せられて分娩室に向かう途中、ふと「この子と一緒に死なせてください」という言葉が口をついて出ました。現実から目を逸らし、胎動にも気付かないふりをし、ずっと抑え込んでいた赤ちゃんへの想いが爆発した瞬間でした。私はそこから感情の発露が止まらず、泣き続けました。「これまでずっと落ち着いておられたから…」と助産師さんは驚いていました。

子宮収縮薬が入り、お産が始まるまで、助産師さんがずっと手を握り、私の話を聞いてくれました。いよいよ、というところまで交際相手は入れず、二人きりでいてくれたことがありがたかったと思います。パートナーには話せない、話したくない感情を助産師さんに受け止めてもらうことができたことで、分娩への覚悟ができたように思います。

呼吸法すら習っていない初めてのお産で、ほんの１時間半程度ではありましたが、陣痛の痛みは気が狂うかと思うほどでした。助産師さんは二人ついてくれ、苦しさであまりはっきりとは記憶にありませんが、おそらく普通のお産と同じように、「頑張って」

シリーズ累計
5万部突破!!

患者がみえる新しい「病気の教科書」かんテキ

循環器

オールカラー

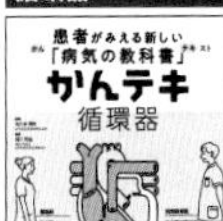

患者がみえる新しい「病気の教科書」

かんテキ 循環器

循環器疾患の仕組みを“たとえ”をふんだんに使って視覚化！リアルな会話例つきの症例で治療・ケアの進め方がイメージできる！

病態生理や必要な対応が感覚的にわかる！

大八木 秀和 監修
宮川 和也 編集

●定価（本体3,400円＋税） ●B5判 ●456頁 ●ISBN978-4-8404-6921-0 web 302020400

脳・神経

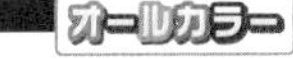

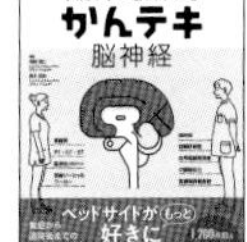

患者がみえる新しい「病気の教科書」

かんテキ 脳神経

発症から退院後までの疾患・治療・ケアの流れが症例で学べる！実寸大の脳のシェーマで解剖や病態生理が理解できる！

退院後までの流れがストーリーでわかる！

岡崎 貴仁／青木 志郎 編集

●定価（本体3,400円＋税） ●B5判 ●432頁 ●ISBN978-4-8404-6922-7 web 302060430

整形

オールカラー

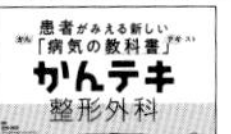

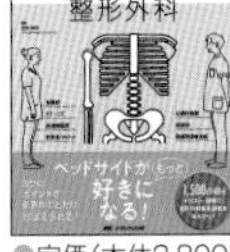

患者がみえる新しい「病気の教科書」

かんテキ 整形外科

「1分間でコレだけは覚えるコレだけシート」で疾患の重要ポイントを3つに厳選！新人ナースから研修医レベルまで“実践知のみ”を網羅！

1分でぜったい必要なことだけ覚えられる！

渡部 欣忍 編集

●定価（本体3,800円＋税） ●B5判 ●504頁 ●ISBN978-4-8404-6923-4 web 302080380

今月の1冊！ 消化器

オールカラー

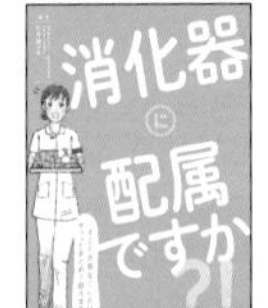

消化器に配属ですか？！

すごく大事なことだけギュッとまとめて教えます！

新人・異動ナース必読！解剖・疾患から治療、手術、早期離床の進め方まで、消化器看護の最重要ポイントを凝縮した一冊！

消化器内科・外科、両方がわかる超入門書！

久保 健太郎 編著

●定価（本体2,400円＋税） ●B5判 ●120頁 ●ISBN978-4-8404-7270-8 web 302040350

「そうそう、上手ですよ」などと声掛けをしてくださったと思います。私はあまりの苦痛に「早く産んでしまいたい！」と思い、「でも産んでしまったらこの子は死んでしまう」と自分を責め、その繰り返しで頭がおかしくなりそうでした。

しかし、ついに分娩が終わり、身体の苦痛からは解放されました。脚の間から何かが大量に流れている感覚があったので、ぼんやり「これはおしっこですか？」と聞きました。「いえいえ、出血ですよ。いま先生が処置しますからね」と答えてくれたときの助産師さんの顔も、特段こわばっているようなこともなく、普通に穏やかな笑顔で接してくださいました。分娩室に入ってくださったのは当初の担当医であった産科部長だったのですが、「赤ちゃん、きれいに生まれたよ。良かったね。頑張ったね」と声を掛けてくださいました。まだ完成しきっていない柔らかな赤ちゃんの身体が、お産によって欠損していないことに、まずは安堵しました。しかし、このとき私は「いっそこのまま大量に出血して死ねないだろうか」というようなこともずっと考え続けていました。

処置が一段落したところで、「赤ちゃんと会われますか？」と聞かれ（もしかすると分娩前にバースプランとして希望を聞かれていたのかもしれませんが、記憶が曖昧です）、タオルに包まれた赤ちゃんが連れてこられました。その胸がまだ微かに上下しているのに気付き、そしてパートナーが嗚咽を漏らしながら赤ちゃんを抱いているのを見たとき、私は今度こそ本当に発狂してしまうのではないかと思うほどの強い衝撃を受けました。頭を強く殴られたような感覚が走り、一瞬気が遠くなったことをはっきりと覚えています。

個室に戻ってからは、看護師さんに手伝ってもらいながら赤ちゃんの沐浴をさせていただいたり、通常通りに記入された母子手帳やへその緒が入った木箱、手形足形を貼り付けたかわいらしいカードなどを持ってきてくださったりと、看護師さん、助産師さんには本当に良くしていただいたと思います。泣きながら沐浴をさせる私たちを見て、まだ若い看護師さんは目を赤くしておられました。自ら手を下した中絶でありながらも、赤ちゃんを目の前にして母性はとめどなく溢れていました。ですので、どなたも赤ちゃんの名前を呼んでくださり、生きている赤ちゃんのように話し掛けながらお世話をしてくださったことに、大いに慰められました。おかげでお棺に入れる手紙を書いたり、赤ちゃんを抱いてその重さを感じ、家族写真を撮ったりと、ゆっくりとお別れ前の時間を過ごすことができました。

ただ、入院中私はずっと泣き通しで、常に「赤ちゃんと一緒に死んでやりたい」と口にしていたため、いったん退院した後、火葬するために赤ちゃんを迎えに行った際、担当医は院外の精神科をいくつか探して、緊急で紹介状を書いてくださっていました。

別室に案内され、赤ちゃんを待っていると、小さな木のお棺と一緒に、事前に預けていたベビー服を着せてもらった赤ちゃんが連れてこられました。このベビー服は、出産経験のある妹がお店で一番小さなサイズのものを探し、用意してくれたものでした。当然ぶかぶかでしたが、それでもきれいに着せてくださっていました。このときも助産師さんが付き添ってくださり、初対面の方でしたが、やはりここでも生きている赤ちゃんに接するように、「あら、お口にタオルのお毛毛がついちゃったね。ふきふきしてきれいにしましょうね」などと笑顔で話し掛けながら納棺のお世話をしてくださいました。そのうちに、担当医と産科部長、分娩室で手を握ってくれていた助産師さんや看護師さんなどが部屋に来てくださり、お花や贈り物に囲まれたお棺の中の赤ちゃんを見て、「赤ちゃん可愛いね」などお話をしながら送り出してくださいました。午前中でしたので、それぞれの業務や診察の合間を縫ってわざわざ駆け付けてくださったのだと思います。

その後、1カ月後の健診の際、医師の診察の後に私の分娩に関わってくださった助産師さんとお話をさせていただくことができました。非番だったにもかかわらず、私を気に掛け、別室で待ってくださっていたとのことでした。

私が産科で受けた対応は以上になりますが、当初、感情を表に出せず、赤ちゃんとの触れ合いに消極的だった私に対し、病院がここまでしてくださったことは十分すぎるほどありがたいことだったと思っています。業務多忙の中、おそらく私のためにチーム内で徹底した申し送りをしてくださっていたのだと思います。 (p. 112に続く)

2 人工妊娠中絶のケア

1. 告知と意思決定

羊水検査の結果を伝えるときなどにしばしば経験するのは、女性とパートナーに「予期せぬ結果をどう伝えるか」という問題です。わが子が何らかの障害をもっているかもしれないと知ったとき、それまでの日常とは打って変わった世界に突き落とされることになります。予期せぬ結果、すなわち「健康な赤ちゃんを産みたい」という女性の期待に反した結果を伝えるのは、それを伝える医療者もつらいものです。医療者の資質や人間性も厳しく試される状況です。しかし、このようなときは、**事実が判明したら正確な事実をなるべく早い時期に、正確にかつ直接に伝えること、その上で、自分たちで考えてもらうこと、カップルがどのような選択をしようとも、その決定を支援していくといったことが鉄則**となります。

そのとき女性とパートナーは、非常に大きな重荷を背負うことになります。それは苦痛であり、不安であり、苦難であり、罪悪感でもあります。こういった悪い知らせに対して、カップルが悲しみや怒りといった強い反応を示したとき、私たちは知らず知らずのうちに問題をごまかしたり、ぼかしたり、過度に安心させたりしがちになります。しかし、そのように対応してしまうと、後に、より困難な問題が生じることになります。医学的な事実と予後については、可能な限りはっきりと告げることが非常に重要です。とくに現在分かっていること、将来予想されること、そして分からないことを具体的にはっきりさせるようにします。その上で共感的にやりとりしていくことになります。カップルが受けたショックと苦悩に対して、その感情的反応が適切であろうとなかろうと、共感的に応答していくことで、二人の苦しみを少しでも軽減することができるかもしれません。

出生前診断において、赤ちゃんの障害受容は重要なポイントです。だからこそ障害の告知は重要であり、私たちの悩みの種にもなっています。胎児奇形に対して、医学的には対応する方法がないことをカップルに伝えなければならず、その一方ではそれを抱えながら妊娠を続けることへの意欲を持ち続けてもらいたいと思うからです。ある意味でカップルを絶望の淵に追いやる一方で、希望を失わせまいとするジレンマに立たされることになります。多くのカップルの体験では、告知のときの否定的な説明に大きな衝撃を受けたといいます。赤ちゃんが否定されるような説明は、ただ絶望と出産意欲を消失させるだけでしょう。医療に携わる私たちは、どうしても疾患といった異常をクローズアップして治療を考えていく仕事ですが、ややもすれば、それ以外の大きなところ、すなわち「健常」な姿を見逃してしまう傾向があるかもしれません。どのように話をすれば、カップルが疾患だけにとらわれることなく、胎児をわが子として、一人の人間として見ることができるようになるのでしょうか？

『いかに“深刻な診断”を伝えるか』[1)]という臨床コミュニケーション技術についての本があります。医療のさまざまな場における、医療者と患者・家族とのコミュニケーションについてのポイントが、それぞれの状況を踏まえつつ解説されています。私たちの産科医療においても、とても参考となる解説書です。たとえば、**仮に絶望的な状況にあったとしても、必ず真実を伝えなければならないこと、そして大切なのは、たとえ絶望的であっても、その中にいかにしてポジティブなメッセージを込めるか**の重要性が強調されています。

出生前診断の告知に当たってポジティブなメッセージを込めるために、次のようないくつかの配慮が考えられます。1つめは、「胎児」ではなく「赤ちゃん」と表現すること、また、赤ちゃんは間違いなく女性と共に「そこ」にいますので、赤ちゃんがその場に同席しているかのように話すことは有益だろうと思います。女性本人は、赤ちゃんの重みと動きをその場所で感じているに違いないからです。

2つめは、超音波などの画像を積極的に用い、「赤ちゃん」をカップルに示すことです。3D、4D画像であれば、なおよいかもしれません。ほとんどの場合、カップルは実際よりもずっと恐ろしい疾患を想像しているものです。おなかの中にいるのは「モンスター」などではなく、赤ちゃんそのものであることを示してあげてください。

3つめに、たとえ予後が不良であっても、考えられる予後や障害について「幅」をもって表現するということです。予後や障害は最悪のことをイメージしやすいですが、時に良い結果が生じることもあります。その期待される最善から最悪までの予想を、「幅」をもって説明するということです。出生前診断では不確定の要素が入ることが多いのですが、あえて憶測を語るよりも、不確実性については分からないと述べる方がいいだろうと思います。最後に、ポジティブなメッセージを伝えるために、たとえば赤ちゃんの脳の可塑性を強調することがあります。わが子に備わった「可能性」という概念の強調です。先に述べた「幅」という考えも、カップルに楽観的な余地を残し、目指すべき目標と希望を与えることになるでしょう。あるいは小児科など、関連各科医の出生前からの関わりを説明すること（疾患とその経過、可能性、外科手術など）や、何らかの早期治療およびその理論的根拠を示すこと、援助を与えてくれる専門家や公的サービス、家族会を紹介することなども重要です。

私たちは、「医療の面では私たちが責任をもってサポートしていきますから、困難なこともあるかもしれないけれど、安心して産んでください」と声を掛けたいと思います。中絶を考えている女性の多くは、急いでそれをしようとします。それは、恥ずかしいということで周囲の目を気にしたり、妊娠22週未満という時期的な制限があったりするためです。家族や親しい友人のサポートを十分に得ないままに意思決定をしてしまうこともしばしばです。だからこそ、子どもを産むか産まないかを決める過程においてのカウンセリングは重要になります。可能であれば1回でなく、何回かにわたって行い、考えたり相談したりする時間をカップルに十分にもってもらう必要があります。当たり前のことですが、その上で**カップルがたとえどんな選択をしようとも、それは苦しい中からの選択となるのですから、医療者も共に苦渋の中で支えていく**ことになるでしょう。

2．人工妊娠中絶に至るまで

告知を受け、仮にカップルが人工妊娠中絶を決めた後、中絶をめぐる悲嘆の問題を考えると、中絶前のカウンセリングをきちんと行うことがとても大切になってきます。そこで、女性の中にある複雑な気持ちをよく聞き、理解することが必要となってきます。人工妊娠中絶後の深刻な感情反応は、こういったカウンセリングによって、ある程度予防が可能とされています。カウンセリングの内容としては、中絶に対する罪悪感や喪失感のこと、中絶は「赤ちゃんを殺すこと」ではないこと、この場合は中絶の選択肢が最善であったこと、パートナーや親の理解やサポートが重要であること、自分を含めた誰かを責める必要はないといったことになります。

妊娠中絶前に行うカウンセリングの目標は、女性が下した選択は自分自身で決めたものであり、この選択は誰からも強いられたものではないことを確認することです。特に実際の中絶に恐怖心を抱いているときは、その手順について十分に説明することによって迷いや恐怖心を和らげることができます。中には、自分の本当の気持ちをなかなか口にしない女性もいるかもしれませんが、処置の前にそういった感情を自分で自覚し整理することが、後々の悲嘆や苦しみの軽減につながることを、よく理解してもらうことが大事です。

人工妊娠中絶を決めた後は、女性がおなかの中の赤ちゃんのために何ができるかを一緒に考えていくのがよいでしょう。胎児はすでにおなかの中にいる赤ちゃんであり、生まれた後は一緒に過ごす時間には限りがあること、そのため今を大切にするためにはどうしたらいいかをお話することがポイントです。

ここで自戒すべきことは、医療者の倫理観、価値観を決して相手に押し付けないことです。選択的中絶についてはさまざまな考え方、感じ方があります。相手の話を聞いていて、それは違うと思うことはしばしばあります。しかし、そんなときでも自分の意見を前面に出して、相手の選択に真っ向から反対したり、相手の考え方を否定したりすることのないようにしなければなりません。それは相手を傷つけ、殻の中に閉じこもらせる結果となり、どのような形で進むにせよ、良い効果を与えることはありません。相手の自己決定を尊重すること、そのためには自分たちの倫理観、価値観にどんなに反する場合でも、最終的には相手の決心を受け入れ、その気持ちに沿った支援を行っていくことが求められるかと思います。

3．看取りとその後のケア

中絶や流死産した人に接する上で最も基本となることは、相手の思いを尊重し、その思いにそっと寄り添う姿勢です。中絶後の思いはさまざまであり、その人の思いは思いとして尊重されるべきでしょう。そこに正しいとか正しくないという評価はふさわしくありません。悲しみの底にある人にとって、そのままの自分を受け止めてくれる人の存在ほど心強いものはないと考えられます。決して優しさの押し付けにならないように、自己満足にならないような節度のある優しさが求められます。

しかし、これらのことは言葉で言うのは簡単ですが、実は最も難しいことなのは明らかです。苦しんでいる人のところに行くのはつらいことでもあります。その人の苦しみの前に、何もできない自分に忸怩(じくじ)たる思いをしながらそばにいるには忍耐が必要です。しかし、**そこにいるということ自体がケア**なのです。本人からすると、自分を気に掛けてくれている人がいると思えるだけで少しだけ安心できます。掛ける言葉に迷い、結局何も言えないままになることもありますが、気の利いた言葉が出てこなくても、「あなたは一人ではない」という気持ちが伝われば、それで十分です。

グリーフケアでは、喪失の後の「喪の作業」が必要といわれますが、しかしそれは特別なことではありません。女性自らが語り始める時期を待ち、自分の体験や気持ちを話し始めたら、一つひとつの言葉にじっくりと耳を傾けることです。途中で話をさえぎったり、質問で話題を変えたりしないで傾聴しましょう。自分の気持ちを誰かに聞いてもらえるだけで、女性は気持ちが少しは楽になるかもしれません。ときに、強い怒りや罪悪感といった不合理な感情が前面に出てくることもありますが、とにかくそのまま話を聞く姿勢が求められます。客観的な事実が何であるかよりも、女性がそれをどのように捉え、どう感じているかがここでは重要となります。

ただし、人工妊娠中絶、特に選択的中絶の場合、過度に自分を責めているようなことがしばしば見受けられます。そのようなときは、「あなたは悪くない」ということを繰り返し言葉にして伝えることも必要になります。また、世間的には中絶というのは表だって認められない喪失であり、特に選択的中絶は「命の選別」という言い方で批判されることすらあり、グリーフケアそのものを求めない女性も珍しくありません。中絶を１つの死と見みなし、悲嘆すべきものとすると、かえって女性の心の奥に罪悪感を生み出すことにつながることもあります。中絶後のグリーフケアは、非常にデリケートで難しいところでもあります。

危機介入の教科書には、「喪失と悲嘆」の章が必ず設けられていて、死別を伴う悲嘆の正常過程と、それからの逸脱として病的な悲嘆の記述があります[2)]。正常な悲嘆では、最初に喪失に対する急性の反応として、ショック、無感動、麻痺、そして否認が起こることと、締め付けられるような感じ、息苦しさ、食欲不振、不眠などの身体的反応が著明に見られるといいます。すぐに、次の怒りと敵意といった感情的反応を起こすようになります。次いで現れるのが、罪意識、悲しみ、孤独感、抑うつなどで、悲嘆の反応としては最も代表的なものであり、個人差があるとはいえ、この段階が長く続くことが多いとされています。その後に一種の諦観、受容の状態に至るとされています。

このような教科書的な経過の説明は、苦痛に満ちた悲嘆の過程を短縮させたり、本人を救ったりすることの役には立たないのですが、ケアする側は「病的な悲嘆」を見極め、場合によっては精神科などの医療ベースでの治療への橋渡しをしなければならないことを考えると、知識としてきちんと理解する必要があります。病的な悲嘆は、悲嘆の過程が意識的ないしは無意識的に抑圧され、グリーフワークが十分に行われないときに起こりやすいといわれています。

4．退院のときのお別れ

退院のときに「お別れ」のイベントを行う病院は少しずつ増えてきました。わざわざそういった機会を用意するのはわざとらしいと感じる医師やスタッフが、以前は多かったように思います。衆人環視の中で、このような一種の試練を女性とそのパートナーに与えるのはむしろ残酷と感じられたのです。しかし後になってみると、当事者にとっては大きな支えになっていること、死別の悲しみのプロセスを始めるに当たって大きな意義をもつことがよく分かるようになりました。

退院のときに、カップルとその家族、医師と病棟のスタッフが集まってする「お別れ」は、実は葬儀や告別式の代替の意味をもちます。通常は、生まれてすぐ亡くなった赤ちゃんに正式な葬式を挙げるカップルはあまり多くないでしょう。死産児や、まして中絶児にそのようなことをする人はほとんどいません。しかし、この別れの儀式はいろいろな意味で重要な役割をもちます。まず、赤ちゃんを失った直後の悲しみで、ずたずたに切り裂かれたようになった女性の心を、とりあえずの目標を与えて1つにつなぎ留めておくことができます。耐え難い喪失感を抱えたまま、それでも決められた場所に行き、決められた役割を果たすことを求めます。

「お別れの儀式」は、次の2つの点においてとても大切な意義をもちます。1つは、**お別れの儀式を行うことによって、亡くなった赤ちゃんが社会の一員として認められ、その存在に敬意を払われることが、カップルにとって大いに慰めになる**からです。葬儀というものは、社会に対して、その構成員の一人が亡くなったことを知らしめる一種の通過儀礼の意味をもちます。胎児や生まれたばかりの新生児は、カップル以外の他人や社会の中においてはゼロに近い存在であり、特に死産や中絶では、この世に生きたという証し、たとえば正式な名前がないとか、カルテ上も一人の人間としては記載されないとか、この世における足跡はまったくありません。しかし、お別れの儀式をすることでカップルは、亡くなった赤ちゃんだけれども、その生に何らかの意味を見いだすことができるのです。

もう１つは、**カップルにとって死の現実を受け入れる手助けとなる**ことです。カップルは、悲しみのあまり死という事実を否定しがちになります。儀式は自分たちの赤ちゃんが亡くなったという事実を確認させ、死別の悲しみのプロセスが始まったことを知らしめるという役割をもちます。場合によっては、自分たちが失ったものにどんな意味があったかを確認する機会を与えてくれます。この時期は、本当の意味での悲嘆のプロセスは始まっていないときですが、将来の立ち直りに向けた第一歩として記憶されることになるでしょう。

引用・参考文献

1）チャールズ・ハインド．いかに“深刻な診断”を伝えるか：誠実なインフォームド・コンセントのために．岡安大仁監訳．東京，人間と歴史社，2000，196p.
2）小島操子．看護における危機理論・危機介入．第 4 版．京都，金芳堂，2018，199p.

3 ケアの取り組みの１つの例

ここでは、人工妊娠中絶後のケアとして、当院でのスタッフの取り組みを１つの例として紹介します。

1．外来～入院1、2日目まで

人工妊娠中絶を希望したカップルには、まず外来でカップルのお気持ちに配慮しながら「赤ちゃんを亡くされたご家族へ」という小冊子（**図1**）をお渡しします。それを用いて入院から分娩、退院、火葬までの具体的な流れを説明し、心の準備をしていただきます。

小冊子には、赤ちゃんにしてあげられることや赤ちゃんとの思い出を残すために何ができるかが書かれており、カップルに何をしてあげたいかを考えてもらいます。赤ちゃんにしてあげられることの例としては、赤ちゃんを抱っこする、赤ちゃんと家族が一緒に過ごす、沐浴をする、母乳をあげるなどです。へその緒を残しておく、手形・足形をとる、写真を撮るなど、赤ちゃんとの思い出を残せることも大切です。

赤ちゃんへの贈りものについても提案しています。棺に入れることを考えて紙製のものが望

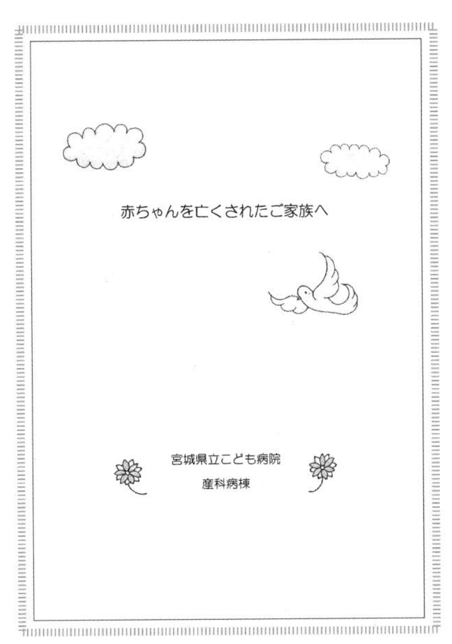

図1 当院で配布している小冊子「赤ちゃんを亡くされたご家族へ」

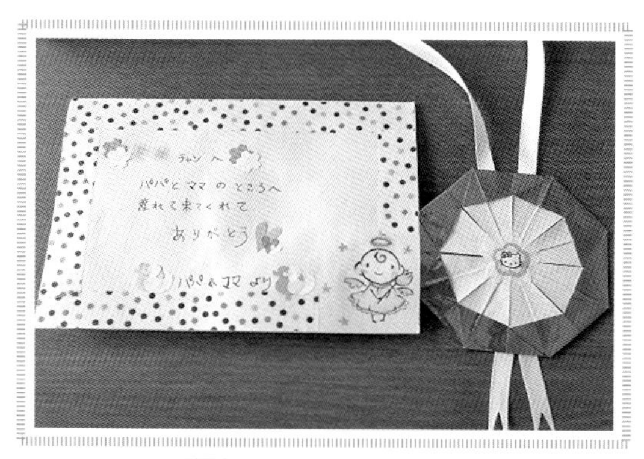

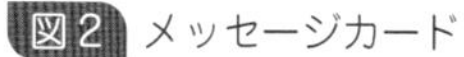
図2 メッセージカード

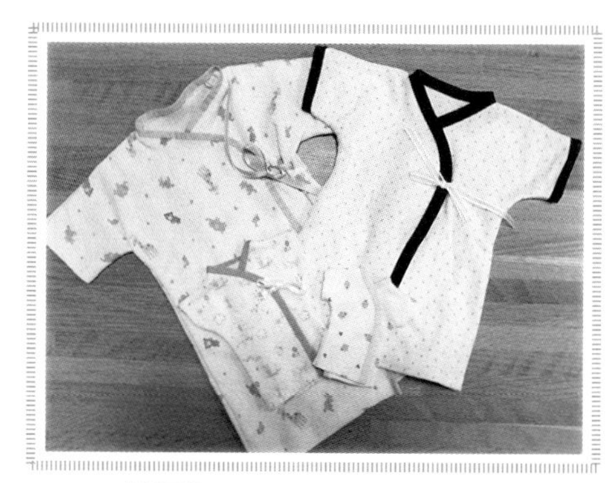

図3 手作りの赤ちゃんの洋服

ましいでしょう。たとえば、メッセージカード（**図2**）、お花、折り紙、家族の写真などが挙げられます。また、小さな赤ちゃんの洋服は、ほとんど市販されていないため、当院では、小さな赤ちゃんの洋服を作成するための型紙や布を準備してあります。カップルに赤ちゃんの洋服をつくることができるとお伝えすると、多くの方が自分でつくられます（**図3**）。小さな赤ちゃんの洋服を、二人で一針一針思いを込めて縫い上げることで、気持ちの整理ができたといった方もいます。

大事なことは、赤ちゃんの思い出をたくさん残してあげることです。中絶や死産を経験してしばらくたってから、赤ちゃんとの思い出となるものがほとんど残っていないことに気が付いて愕然とするカップルは多いものです。赤ちゃんと過ごせる時間は限られており、火葬してから後悔しないように、できることをスタッフから提案し、後悔しないように働き掛けることが大切です。

またこの時期に、お産についての女性の気持ちをよく確かめておくことも大事です。特に聞いておきたいのは、どのようなお産にしたいか、どう声掛けしてほしいかなどです。本人はさまざまな思いで頭がいっぱいですし、初産の方は分娩についてのイメージがあまりないので、突然このようなことを聞かれても分からないのがふつうですが、具体的な説明を行いながら、お産についてのイメージづくりをしてもらいます。本人の希望は医師とも共有し、チームとして赤ちゃんを迎えてあげるようにします。

「バースプラン」ということで、本人の希望をまとめておくのは良い方法です。どうしてほしいかは個人差が大きいものです。やりたいこと、やってほしいことの希望を聞いておいてからお産の介助に臨むと、余計な気遣いや心理的負担も軽減することができます。ちなみにバースプランは、施設によってふつうの分娩とまったく同じものを用いる場合と、死産や中期中絶のときはフォーマットを若干変える場合とがあるようです。そんなことを考える余裕がない方も多いので、たとえばこんなこともできるよとか、こんな声掛けはどうかなどをこちらから提案したりするのがよいでしょう。

2．陣痛誘発から分娩まで

医学的にはラミナリアを抜去し、プレグランディン®腟坐剤を3時間おきに投与して陣痛を誘発し、分娩（死産）を目指します。このときのケアは一般の分娩に準じますが、子宮収縮のモニターは付けても胎児心拍は確認しません。最近では、妊娠中期中絶でも、希望によってあらかじめ硬膜外麻酔による無痛分娩が可能な施設も多いようです。分娩時の痛みの記憶が中絶の悲嘆や罪悪感と結び付き、一種の心的外傷を形成して産後の経過を悪くさせることがあり、中絶時における疼痛コントロールの重要性が強調されています。一方では、陣痛も分娩も全て体験しておきたいということで、無痛分娩を断る方もいます。この点についても、事前のバースプランでしっかり確認しておく必要があるでしょう。

妊娠中期中絶の分娩介助では、どのような姿勢で臨むべきかは難しい問題です。たとえば、どういった言葉掛けをしたらよいかは、そのときの状況や人によって本当にさまざまであり、正解というものはないように思えます。分娩は女性には本当に苦しい瞬間ですから、義務のように声を掛けるよりは、何かを感じて発する言葉ならば伝わるのではないでしょうか。先に述べたように、分娩の前に本人の希望や思いをよく聞いておくことが大切と考えます。

中期中絶でも分娩に変わりはありませんから、その最中に励ますことは、どんなときでも悪くはないでしょう。あるいは、いきみ方について「上手、上手」と励ますのも一つです。赤ちゃんが生まれたときに、どのように声を掛けたらいいかは課題です。これは人によって、状況によって変わってきます。「頑張りましたね」の声掛けは、どのようなときにも可能です。死産や中絶でも、心情に配慮しながら「おめでとうございます」と声を掛けています。中絶においても、赤ちゃんが生まれた後に、「おめでとう」と言ってくれたことがその後の支えになったと述懐してくれた女性もいた一方、「おめでとう」は言ってほしくない、「おめでとう」と言われてつらかったという声もありました。あるいは、「ママに似たすごくかわいい子だよ」と言われてうれしかったという方もいました。

妊娠20週で中期中絶をされたある女性の思いを以下に引用します。「おめでとうございます」は、自然死産のときはあり得ても、中絶では無理ではないかと思っていましたが、こういうこともあると目を開かされた経験でした。

> 「最後は、分娩室にいた方、皆さんに『頑張りましたね』と声を掛けていただきました。わが子と対面するときには、『お誕生、おめでとうございます』と言ってくださり涙が出ました。とてもつらい選択でしたが、作業ではなく一人のママと生まれてきた赤ちゃんとし

て接してくれて心が救われました。」

また、こちらは妊娠38週に胎児死亡、死産を経験された方からお聞きした言葉です。分娩中の介助で腫れもの扱いというのは一番してはいけないことですが、「頑張れ、頑張れ」とただ励ますのも、本人にとってはつらいのかもしれません。出産直後の「おめでとう」は受け入れ難くても、時間がたってから子どものことを悼む月命日や誕生日ではありがたいというのも、とても貴い思いに感じました。

「頑張れや腫れもの扱いされるより、淡々と進んだのは私にとっては良かったです。出産直後に『頑張りましたね』とのお声掛けはうれしかったですね。あのとき『おめでとう』と言われていたらつらかったと思います。勝手ですが、出産したときの『おめでとう』は受け入れ難いのに、子どもの月命日や歳を重ねていく『おめでとう』はありがたいかな。」

分娩後にどのタイミングで赤ちゃんと会うかは、事前に話し合って決めておくのがいいでしょう。基本的には、分娩直後に赤ちゃんに会って、一緒に過ごすことが望ましいといえます。カンガルーケアを望む方もいます。生まれてきた赤ちゃんを抱っこしたり、親子だけでいる時間をつくってあげることはとても大切なことです。赤ちゃんの名前を呼んだり、生きている赤ちゃんと同じように声を掛けてあげると、女性も安らぐかもしれません。こういった状況には必ず遭遇するので、普段から考えたり、スタッフ皆で相談したりして、1つの自分のスタイルをつくっておくのがよいでしょう。

われわれの病棟では、看護師二人でペアを組んで、互いの能力を生かしながら協力して行う看護提供方式を取り入れています。妊娠中期中絶に不慣れなスタッフは、必ずケアの経験があるスタッフとペアになって、相談しながらケアを行っています。中絶や死産を取り扱うスタッフは、ペリネイタルロスやグリーフケアについての事前学習をして臨みます。関わりが難しかったケースなどを検討する、あるいはスタッフの思いを話す場を設けるなど、全員でより良いケアを共有できるようにしています。

3．分娩後から翌日にかけて

LDルームで2時間ほど経過を見た後、個室に移動します。部屋では赤ちゃんと一緒に過ごせるように取り計らいます。パートナーも含めた家族の付き添いも認めてあげるのがよいでしょう。母児同室ということで、コットに寝かせてあげてもよいですし、添い寝も可能です。そのためにも個室であることが原則です。ほかの家族が、早く忘れた方がいいからと気遣って母児分離を勧めることがありますが、女性が後から振り返ったときに、亡くなった赤ちゃんと十分一緒に過ごすことができなかった、抱っこできなかったと後悔や自責の思いが残ることはよく聞く話です。なるべく一緒にいる時間を長く、大切にするようサポートしてあげてください。

また、赤ちゃんとの思い出を残すためにできることを一緒に考えます。病院によってできることは違うでしょうから、どういったケアができるかは事前に相談して決めておきます。そして、**全てのスタッフがそのケアをできるようにしておくこと**も大切です。女性やパートナーの希望を聞きながら、たとえば沐浴や清拭、オムツ交換などを一緒に行うことは大切な思い出となります。母乳もすぐに止めないで、綿棒などに含ませて赤ちゃんの口の中に入れてあげるのもいいかもしれません。

退院の前に一度、女性の思いをゆっくりと聞いておくことは、その後のフォローアップケアに有用なことがあります。もちろん女性が自分の思いを話せるようになるには時間がかかることが多いので、この段階で無理に聞き出す必要はありません。自分のタイミングで自分の思いを表出できるよう、ただ寄り添い、そばにいることも大切なケアです。

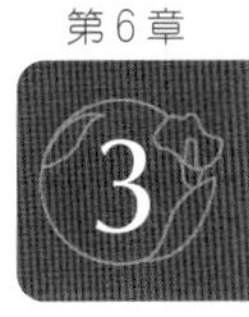

4．退院時

当院では、死産や中期中絶の赤ちゃんは、「祈りの部屋」（**図4**）というところを通って退院していくことが多いです。ここは、亡くなった子と家族やスタッフがお別れするところです。広さは15畳ほどで、天井は高く、外光が入る明るい部屋です。部屋の真ん中にベビーベッドがあって、その上に赤ちゃんの棺が置かれます。

そこで医師やスタッフが、皆で代わる代わる赤ちゃんを抱っこしたり、棺の中に花や折り紙を納めたりしてお別れします。そして、家族それぞれに声を掛けます。そのようにして皆でお別れし、家族はそこから赤ちゃんを連れて病院をあとにします（**図5**）。

お別れやお見送りは手の込んだものでなく、簡素なものでもいいのです。病棟のスタッフと

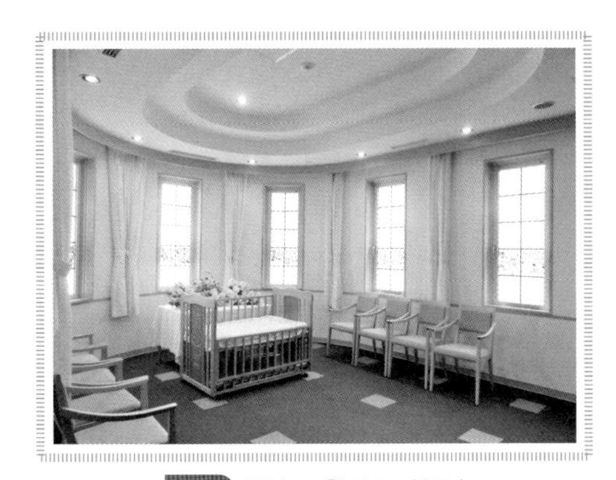

図4 当院の「祈りの部屋」

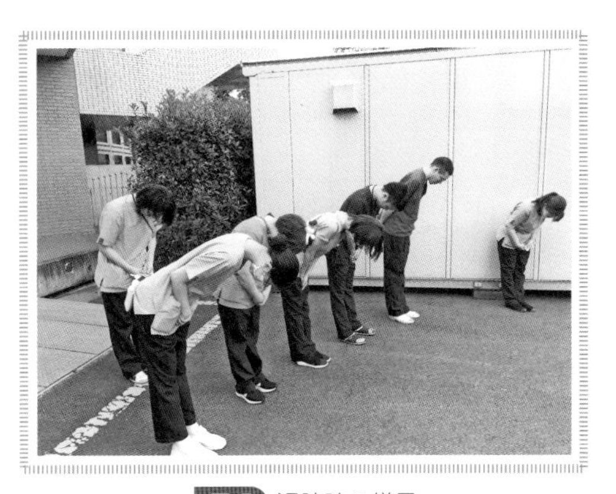

図5 退院時の様子

共に行う手作りの「儀式」は、カップルにとっては1つの節目をしるすこととなり、その後の立ち直りにきっとプラスに働いていくでしょう。

ここで、先ほど（p. 97）紹介した女性の手記の続きを読んでいただきたいと思います。

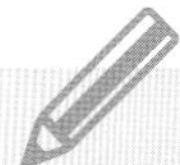

出生前診断・選択的中絶を経験したある女性の手記

退院してから

火葬を終えてから、本当の地獄の苦しみが始まりました。分娩後10日ほどで職場に復帰し、気持ちを紛らわせているつもりでしたが、帰宅し一人になると、途端にのたうち回るような悲しみに襲われました。詳しい経緯を知らない院外の精神科にかかる気にはなれず、産科でいただいた紹介状は使うことはなかったのですが、21トリソミーという生きられる可能性の高い命を自分の手で殺してしまったことへの、ありとあらゆるネガティブな想いが噴出し、何度も過呼吸を起こしました。パニックを起こしそうになるため、部屋の明かりを消せなくなり、家中の窓やドアを閉められなくなりました。ベランダに出て、はあはあと息をしながら下を見下ろし、地上までの高さを測ったこともあります。

耐え切れなくなった私は、NIPTを受けた大学病院に連絡をして、カウンセリングを受けたい旨を伝えました。強烈な罪悪感から悲嘆を内面化し、孤立しかかっていた私が、すがるような思いで外部に救いを求めた瞬間でした。しばらく待たされ、電話口にNIPTのときの担当医が出てくださり、「よく連絡をくれたね！ 急だけど明日来られますか？」と時間をつくってくださいました。陽性告知のときから感情を隠し、意思決定に至る対話すら拒んだ私を気に掛けてくださっていたとのことでした。パートナーに一緒に行くかどうか尋ねましたが、「僕は大丈夫だから一人で行っておいで」と言われたので、一人で大学病院に向かいました。

NIPT担当医とのカウンセリングの始まり

私とこの医師は、この後1年近く関わりをもつことになりました。好きなときに好きなだけ悲嘆を吐き出し、それを受け止めてもらえるというのは、私にとっては大きな救いでした。その意味では、産院とNIPTの受診が同じ場所で一致していることが、女性にとって本来最も理想的ではないかと思います。私の場合は、これが別々の医療機関に分断していましたが、分娩前後のケアと、火葬など一般的な儀礼が済んだ後に訪れる空白期間のケアとのいずれもが、必要不可欠なのだと感じます。

死産流産経験者の自助グループに、選択的中絶をした者は入れないということがあります。ネット上でもそのような集まりはあるのですが、「21トリソミーによる人工死産経験者の方は立場が違うのでお断りします」と標榜されていたりします。NIPT の担当医は、「そんなおかしな話があるか」と憤ってくれましたが、私は何もおかしなことではないと思っていました。13 トリソミー、18 トリソミーや子宮内胎児死亡など不可逆的な障害のために中期中絶をする人と私とでは、圧倒的に違いがあると思ったからです。21 トリソミーの中期中絶は、自分自身だけでなく、世間からも断罪される存在なのだということを実感しました。

また、陽性告知を受けた際、「かかっている産科に、もし中期中絶を断られるようなことがあったら連絡をください」と担当医に言われました。しかし、私は確かに医療従事者側にも断る権利があると思いました。中期中絶という経験に苦しむ女性が救われてほしいという想いがある一方、中絶という「嫌な作業」をしてもらった上に、病院に産後の心身のフォローまでお願いしたいなどと、おこがましいことだという想いが今でもあります。にもかかわらず、さまざまなケアの手が、さり気なく私に差し伸べられ、それを受けられたということは、本当に奇跡的で、ありがたいことだったと思っています。どんなにおこがましく、申し訳ないと思っていても、私たちは医療従事者の皆さまにすがり、助けていただくほかありません。

このようにいろいろなケアを受けつつも、私は中絶から 1 年ぐらいは「死にたい、死にたい」と呪文のように呟き続け、胸が張り裂けそうな毎日を過ごしてきました。バスルームにベルトを吊り下げ、首をかけたこともありました。NIPT 担当医にカウンセリングを受けつつも、「NIPT の受診成績をコンソーシアムにフィードバックするのであれば、『陽性後中絶、その後妊婦は自死』と書いてもらえないだろうか」と何度もお願いしていました。中期中絶後に、こんなにも苦しんだということをデータとして残してほしい、そうすれば永遠にわが子に寄り添っていられるのでは、と真剣に考えていました。悲嘆のさなかですら、食欲や睡眠といった当たり前の生理現象が起こることにも嫌悪感を抱き、本当に生きながら死んでいるような日々でした。

そして、今

私個人のことは、殺人者であり、死ぬまで苦しんで地獄に落ちるべきだと思っています。おなかの赤ちゃんとしっかり向き合い、中絶までに思い出をつくったり、障害があっても育てる可能性を模索したりするなど、世間のカップルがしているであろうことを何もしなかったからです。ただひたすらこの妊娠をなかったことにしたい、そうすれば全てが済むと思っていたからです。その思いを貫くのであれば、病院からのケアの提案を全て拒否し、赤ちゃんとも対面せず、全てを幻とするべきだったかもしれません。赤ちゃんを抱き、ケアを受けたからこそ生まれる苦しみに、私はさらされたのかもしれませんが、それは受けるべくして受けた苦しみだったと今は思います。そして、赤ちゃんに対して何のセレモニーもしなければしないでまた、「わが子を寂しく旅立たせてしまった」という別の後悔に苛まれていたと思います。

あれから何年もたち、私の中では経験の受容と変容が進んできたかもしれません。時間の流れとともに、内臓をえぐられるような強い痛みは弱まりましたが、ふとしたきっかけで悲しみはフラッシュバックします。街行く妊婦さんや赤ちゃん、母子が出てくるテレビコマーシャルなどを直視することができなくなり、入院中に撮った赤ちゃんの写真もいまだに見返すことができません。そして、天国のわが子のもとに一日も早く行ってやりたいという想いは今も変わりません。

今年はコロナ禍のため、お盆の帰省は諦めていました。納骨し、供養をお願いしているお寺へのお参りができないことを悲しく思っていましたが、このように少しだけ過去を振り返ってまとめることにより、わが子と向き合う時間をつくることができたようにも思います。

4 フォローアップ

1. フォローアップケア

周産期の喪失を経験した人へのサポートは、中絶や流死産の直後の時期だけでなく、長期にわたって継続的に行われることが望まれます。しかし、グリーフケアを産科の枠組みだけで行おうとすると、通常は産後1カ月健診のときで完結してしまうことになりがちなので、その後も長く続くであろう悲嘆をケアしていくための体制づくりを考える必要があります。専門の外来をつくっているところもありますが、一番最初からグリーフケアの専門家である臨床心理士・公認心理師が関わってケアしていくことが可能であれば、フォローアップケアもカウンセリング外来で継続して取り組むことが可能です。周産期施設によっては、認定遺伝カウンセラーなどがその役割を果たしているところもあるようです。常勤の臨床心理士・公認心理師や認定遺伝カウンセラーがいない施設でも、地域の保健師などと連携してフォローアップケアを行えば効果は十分に期待できます。

悲嘆のプロセスに必要な時間というのはケースバイケースです。数カ月もかからない人もいれば、何年もの時間を必要とする人もいます。周りの人が想像している以上に悲嘆は深く長く続くことも多いようです。中絶をした女性のカウンセリングを行っていると、過去の中絶経験による悲嘆が解決されていないことがしばしばあります。そのことが今、自分の悩んでいる問題の背景にあることに気付いていない人もいます。また、何年もたってから悲嘆がさまざまなきっかけで表に出てくることもあります。そのようなときはしばしば怒りとか罪悪感の形をとって現れますが、その結果として抑うつが生じやすいといわれます。

イタリアの小説家シモーナ・スパラコの『誰も知らないわたしたちのこと』[1]は、妊娠中の胎児に重篤な疾患が見つかって、逡巡の揚げ句、中期中絶を選んだ体験をもとに書かれた小説です。主人公ルーチェの悲しみと絶望、孤独感などは、読んでいて身につまされますが、私たちがグリーフケアを行うに当たって多くのヒントがありますので、ぜひともご一読をお勧めします。ルーチェが暗闇の中からわずかな光を見いだすまでには1年以上の時間がかかっています。その間にさまざまなことを試していますが、「あなたがしっかりしないと」といったプレッシャーや「諦めて生きていくしかない」という現実を突き付ける言葉も、自分ではどうしようもない思いを抱えた女性には、ほとんど役に立ちません。当事者にとっては、やはり時間が必要なのです。傾聴の姿勢で思いを自由に語ってもらいながら、気長にケアを続けていくほかありません。

2．心理カウンセリングにおける方法論

わが国では、臨床心理士・公認心理師や心理カウンセラーが常駐し、人工妊娠中絶や人工死産後のサポートを行っている医療施設はいまだ例外的かもしれませんが、北米では一般的に見られます。心理カウンセラーを主な対象に、中絶前後のカウンセリングやサポートの方法論をまとめた『Abortion counseling』[2)] という本があります。そこでは心理カウンセリングのプロトコールが以下のようにまとめられていて、私たちの参考にもなります。

①感情の開示

最初に本人の現在の状況をまとめます。本人に感情や状況などについて話す時間を十分に与え、社会的、心理的、医学的、家族的な背景を評価します。

②認知能力を理解する

妊娠中絶をしようとしている、あるいは妊娠中絶をした女性の意思決定について検討します。彼女の決定はどのように行われましたか？ 中絶の前に彼女はどんな情報をもっていましたか？ 彼女が現在もっている情報は？ ウェブサイトや文献を使って女性と正確な情報を共有します。

③感情的安定を記録する

安心感、罪悪感、悲しみといった本人の感情を探っていきます。これらの感情が中絶だけから来ると思い込まず、そのときの感情を本人自身に表現させましょう。本人が泣いたり悲しんだりする必要があるときは、十分にそのようにさせます。そういった過程を通して前向きな気持ちを少しでももてるように手助けしてあげてください。

④自助グループなどの紹介

自分を気に掛けてくれる人がいるというだけで安心できるものです。女性の悲しみを代わりに引き受けることはできませんが、悲しみの中にいる女性を一人にしないことはできます。家族がサポートできるかを確認してください。いろいろと相談できる友人がいるかを確認してください。自助（セルフヘルプ）グループが大きな助けになるかもしれません。そういった支援的なネットワークの集まりに参加することは、家の中ばかりに閉じこもらず外に出る契機になりますし、何より自分と同じ体験をした人たちからの共感や思いやりは大きな支えになるでしょう。

3．自助（セルフケア）グループ

稀少難病のための自助グループが70〜80年代に多く生まれ、一定の成果をあげて社会的な信頼を得ていきました。また、流産死産や新生児死亡を経験した家族のための自助グループは、それに少し遅れて全国につくられていきました。今では各地でさまざまな試みがなされています。

こういったグループは、同じ境遇にありながら、先に経験した人が後から来た人を支援することから始まりました。仲間としてサポートを行う人は、援助を受ける人が今直面している危機と同じ経験をしており、過去にその危機を前向きに乗り越えてきた人です。自分はもう大丈夫だが、同じような体験をした人の力になりたい、と考えてグループを立ち上げることが多いようです。こういった流死産や新生児死亡の体験者の集まりは、このような体験者たちの献身的な働きによって支えられています。

もちろん仲間に支援を行うためには、その人は自分自身の問題を解決している必要がありますし、決して専門家に代わるものではないことには注意が必要です。しかし、何よりも自分自身の経験を生かして、心理面でも情報の面でも具体的な方法でのサポートが期待できるでしょう。人に何かをしてあげることで自分が必要とされるならば、自分の生に意味を与えることができ、その後の長い人生の支えにもなっていくでしょう。そして、援助される人も、喪失の悲しい経験は自分一人ではなく、同じような先達がいることに安堵感を覚えるかもしれません。仲間同士の支援は大きな助けになることが期待できます。

可能であれば、自分たちの施設がある地域の自助グループと、ふだんから連携して活動できれば理想的です。そして、必要なときは自施設の女性や家族を紹介するのがよいと思います。自助グループでは、参加者がそれぞれ体験を語り合う「お話し会」といった定期的な集まりを開いていることが多いようです。その集まりに参加できると、とても得ることが多いのですが、グループによって医療関係者は参加できないところもあります。医療関係者がいると、当事者が胸襟を開いて心の内を十分に語ることができないとの配慮です。もちろんそういったとき、参加は遠慮すべきですし、仮に集まりに参加できたとしても、われわれ医療者は聞き役に徹底すべきで、言い訳や説明といったことを差しはさむことは一切すべきではありません。

引用・参考文献

1）シモーナ・スパラコ．誰も知らないわたしたちのこと．泉典子訳．東京，紀伊國屋書店，2013，277p.
2）Needle, RB., Walker, LE. Abortion counseling : a clinician's guide to psychology, legislation, politics, and competency. Springer, 2008.

5 スタッフケアの重要性

スタッフケアとは、いわば自分たちのためのグリーフケアです。中絶を望んでいる、あるいは胎児死亡などの問題を抱えている女性と頻繁に関わっていれば、援助がうまくいって感謝されることもあれば、クレームを付けられたり怒りをぶつけられたりすることもあるかもしれません。妊娠中期の胎外生存が不可能な時期とはいえ、何もせずに赤ちゃんを看取らなければならないのはとてもつらいことでもあります。

中期中絶を行う女性は、児の喪失に関わる問題と、それに伴う苦しみや対立の感情を抱えていて、スタッフはその女性が抱える喪失をめぐるさまざまな問題の中に一緒に分け入っていかざるを得ません。うまくいくことも、うまくいかないことも出てきますが、仮にうまくいかないことが続くとき、スタッフは大きな喪失感を味わうことになります。その結果、心身の調子を崩すことがあります。抑うつになったり、悲しみや怒りといった感情の抑制が利かなくなったりすることが出てきます。

スタッフの「燃え尽き（バーンアウト）」はそういったときに起こります。ここでは喪失感やグリーフについて理解し、自分自身が向き合い心の痛みを癒やすため、あるいは同僚が喪失体験をしたときに適切な対処ができるように、基本的なことを説明します。

1．看護者が受けるストレス

病院の中で、産科だけは幸せな患者が集まる例外的なところとされていますが、しかしその産科にもさまざまな面があります。たとえば、妊娠中期中絶は一般の想像を絶する現場で、看護師や助産師の多くはそういった患者をなるべく受け持ちたくないというのが本音でしょう。そこでは中絶を行う患者に対して、さまざまに矛盾する感情を体験することになります。

相手の立場に自分を置いて、相手が体験する世界を分かろうとしますが、一方では赤ちゃんの死に直面して動揺することも当然あります。患者の家族的葛藤や経済的問題を何とかできないかと思ったり、泣いたり苦しんだりする患者を見てつらさを分かってあげたいと思うこともあります。一方では、共感しようと思ってもしきれず、中絶する患者への怒りと、この仕事をやりたくないという怒りが混じってしまうこともあります。

患者が訴えてこないかぎり、なるべく立ち入らず、看護に感情移入しすぎるとつらくなるため、決められたルーティンを淡々とこなしていく場合も多いでしょう。患者を責めることなく優しく、かといって感情を入れ過ぎもせず、冷めた感じで対応することになります。実際に何をしていいか分からない、泣かれてもどう対応していいか分からないのです。処置の介助をするのが憂鬱で、看護に生きがいをもてなくなり、そのためか仕事を辞めていく人が出てくることも珍しくありません。いわゆるバーンアウトです。

2．セルフケアのイメージ

かつては生活の中にふつうに見られた人の死というものが、日常から遠くなって久しいですが、それは患者にとってだけでなく私たちにもいえることです。死に対するはっきりとしたイメージを持ち合わせないままに、仕事でたくさんの死を経験して動揺することになります。一方で、個人的に身近な肉親の死を経験したことのある人にとっては、赤ちゃんの死や悲しむ家族の様子、あるいは中絶や看取りというのは、自分の喪失体験を思い出させるつらい体験となることがあります。

妊娠中期中絶や死産において、子どもの最期をきれいな姿にしてあげるとか、着物を縫い、花を用意して添える、皆で祈りの部屋で見送ってあげるという行為は、ついにこの世に生を受けることのなかった子どもに、人間としての意味を少しでももたせてあげようとすることです。子ども自身のためでもあり、患者とそのパートナーのためでもあります。しかしこれは、実は何よりも看護師・助産師が自身のために行っていることです。看護する自分自身のためのケアでもあるのです。

看護職は、自分をなるべく健康な状態にしておかなければ、他人の看護をすることはできません。たとえば、ストレスや混乱を感じたときは、自分を責めるのではなく、心身をなるべくリラックスした状態にもっていきます。深呼吸や軽い運動、好きな音楽、おいしい食事、ゆったりとした入浴、信頼できる友人との会話、十分な睡眠といった、きわめて日常的なことでいいのです。**自分を大切にすることは、自分の求めていることを満たすこと**です。自分の求めることを満たすと心に余裕ができ、ゆったりした気分で自分を受け入れることができるようになります。

3．チームでの対応

振り返りをスタッフ皆で行うことも有効です。これを事例検討の形で行うときは、患者や家族の情報についての質問や看護過程への評価ばかりが占めることにならないように注意が必要です。事例を提供して、逆に後味の悪い思いをしたり、落ち込んだり、自信を失う経験をした人も少なくありません。そうではなく、事例提供者の話を分かろうとすることを皆で意識することが大切です。そのためには、まず傾聴と共感的理解、無条件での肯定などが求められます。

いわゆる「デスカンファレンス」ならば、もっと意義ははっきりするかもしれません。デスカンファレンスの目的は、亡くなった赤ちゃんや母親のケアを振り返り、今後のケアの質を高めることにあります。入院までの経過と入院後の経過を紹介し、いくつかのポイントに沿って振り返りを行います。解決できなかった問題を明らかにし、どうすればよかったのかを皆で話し合うことは、今後同じような問題に出合ったときに役に立つことになります。そして何よりも、十分な気持ちの共有により、スタッフ同士の支え合いを促す場になるよう皆で心掛けることです。

ショックを受けて悲しんでいるスタッフを救うのはチームの力です。こういったカンファレンスで亡くなった赤ちゃんや母親のことを思い出して語ることが大切です。そういった話だけでカンファレンスが終わることがあってもいいのです。語ることが私たちの悲嘆や怒りを回復へと導いてくれることになります。これは、死産したり中絶したりした本人だけでなく、看護をする側にとってもまったく同じ作業となります。そして、互いに声を掛け合い、話を聞き、仲間で情報を共有します。仲間に話を聞いてもらえた、共感してもらえたという思いをもてることが一番大切なことであり、仲間に支えてもらっているという実感につながるのです。

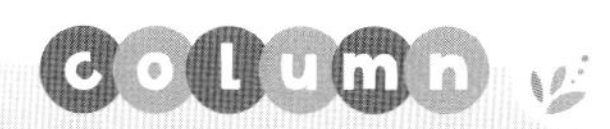

精神医学的側面から

周産期というのは、女性がライフサイクルの中で産後うつ病をはじめとして最もメンタル面に不調を来す時期です。周産期のメンタルヘルスを専門とする吉田敬子氏の『母子と家族への援助：妊娠と出産の精神医学』[1]は、精神科から妊娠や産褥期の問題について書かれた、とても参考になる本です。

その中の「流産・死産と人工妊娠中絶をめぐる心理的問題」という章では、流産や死産を経験した女性の36%が、その後に重い抑うつ症状を経験することが述べられています。この頻度は、通常の褥婦の約３倍に上ります。抑うつ症状としては、不安や強迫症状、身体化障害もかなりに認められるようです。また、「胎児合併症を伴う妊娠について」では、出生前に胎児の疾患を告知されたカップルにおいて、その母性・父性意識や行動の形成過程に与える否定的な影響が強調されています。

胎児奇形の診断を受け、その後、死産の転帰をとり、女性が一過性の解離症状を示した症例について詳しく紹介されています。胎児奇形と死産という強い心理的な衝撃を受けて、まず否認と解離症状を示し、対象喪失に伴う悲嘆や抑うつというふつうの心理機制が現れるまでには１カ月以上かかっています。攻撃的で非現実的な患者の言動に対して、心的外傷体験という理解に基づいた早期からの心理介入が必要なときがしばしばあり、専門の臨床心理士や精神科医などとの連携はとても大切であると思われます。

引用・参考文献

1） 吉田敬子．母子と家族への援助：妊娠と出産の精神医学．東京，金剛出版，2000，185p.

memo

第6章

5

スタッフケアの重要性

memo

第 7 章

出生前診断と選択的中絶の現在と未来を考える

周産期医療の中の出生前診断

「診断」というのは医療の中で治療や予防と並ぶ基本的な行為です。第2章で説明したように、妊娠初期に選択的中絶を意識して胎児染色体などの異常の有無を調べる目的で行うことを「出生前診断」と捉えることが一般的には多いのですが、広い意味での出生前診断、**すなわち日常行われる本来の意味での出生前診断とは、適切な周産期管理の下に胎児や新生児の予後改善を目指して行われる**ものです。このことは、何度でも強調したいと思います。

小児や成人に行われる通常の医療行為としての診断では、ある疾患に対して最良の治療があるということが前提としてあり、治療手段決定までを含めた判断とすることが一般的です。ここで基本となるのは根拠に基づく医療ですが、胎児においてはその根拠というものがいまだ不十分な面が多々あります。過去の知見も診断方法も限られています。ときに診断がつかないうちから対応を始めなければならない緊急事態もしばしばあります。切迫した状況下でも積極的な治療を希望するかどうか、妊婦さんの意思も重視しなければなりません。

すなわち、出生前診断で得られた適切な診断と科学的根拠に基づく選択肢を提示し、さらに専門知識のない妊婦さんや家族がより良い判断を下せるよう、適切なサポートとバックアップを行うことが出生前診断の大きな目的です。確かにその中には、残念ながら妊娠を諦めるという選択肢が出てくることもありますが、最初からそれを前提に診断をしているわけではありません。**幅広い知識と情報に基づき、それぞれの分野の専門家と連携しながら、妊婦さんの最終的な決断をサポートすること**が出生前診断なのです。

1. 出生前診断は出生児の予後の改善につながったか？

● この10年での診断率と予後の変化

実際のところ、出生前診断の進歩は周産期管理を向上させ、出生児の予後を改善したのでしょうか？ 出生前診断が出生児の予後をどう変えたかは、出生前診断や胎児治療に携わる私たちにとって非常に重要な問題であり、難しい疑問です。「出生前診断」が何をどこまで意味するかにもよりますし、あるいは「出生児の予後」といっても、生命予後、神経学的予後、QOLの改善などさまざまな面によって大きく変わってくるでしょう。しかし、やはり一度は真正面から答えなければならない問題です。

正確な診断が治療や管理の予後の改善につながらないわけはない、それは出生前であっても出生後であっても同じであるという意見がある一方、出生前診断は選択的中絶を生み出しているだけで、中絶によって先天性の難病の発生頻度を減らしているかもしれないが、それを「予後改善」とは到底言えないだろうという意見もあります。仮に出生前診断によって新生児の予後改善が数字に表れてこないにしても、出生前診断は単純な予後の改善にとどまらず、妊婦さんと家族のケアなどといったさまざまな意味をもつものです。出生前診断を数字だけで簡単に肯定したり否定したりはできないでしょう。

「骨系統疾患」という生まれつきの全身の骨の疾患があります。骨系統疾患にはたくさんの種類があること、生命予後の悪いものも多くあることから、いろいろな意味で出生前診断の難しい領域とされてきました。全国で発生したまれな骨の疾患を集めて臨床的に検討し、そこで得られた経験を現場にまたフィードバックしていくことを目的につくった、「胎児骨系統疾患フォーラム」という集まりがあります。これは私たち産科医に加え、新生児科医、小児内分泌医、放射線科医、小児整形外科医、基礎研究者といった専門家が集まってつくったノンオフィシャルなネットワークです。これによって 2007 年からこれまで十数年以上にわたって国内の多くの骨系統疾患の症例を集め、出生前診断や周産期管理についてさまざまな知見を新たに得ることができました。

2007 年に発足した当初からこれまでに、骨系統疾患の出生前診断はどの程度進んだのか、それによって新生児の予後はどのように変わったのかを検討し、上記の「出生前診断は出生児の予後の改善につながったか？」という問題を考えてみました。フォーラムに症例登録がなされた 328 例の骨系統疾患を対象とし、前半の 2007〜2011 年と後半の 2012〜2016 年の 5 年間ずつに分けて、出生前診断の正診率および児の予後（生産と死産、新生児の短期予後）を比べてみました。出生前診断の大まかな正診率を計算してみると、前半の 5 年間が 76％（96 例中 73 例）、後半の 5 年間が 86％（66 例中 57 例）と有意な上昇が認められました（$p < 0.05$）。後半の診断率の向上は、胎児 CT という検査方法が大幅に普及したことが理由と考えられました。最も肝心な新生児の生命予後については、残念ながら大きな変化はありませんでした。注目すべきは、出生前診断を行った例において、子どもが生まれた直後の積極的な蘇生や集中治療が控えられたり、いわゆる「看取り」のケアが行われたりしたケースが 1 割程度あったことです。一方、前半期ではほとんど助けることができなかった予後不良の周産期型低ホスファターゼ症の子どもについて、後半の時期に特効薬である酵素補充療法製剤が発売されたことで、5 例の新生児において出生前診断によって劇的に予後が良くなったことが注目されました。

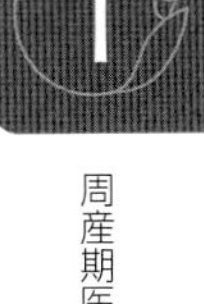

出生前診断の進歩と周産期医療

骨系統疾患は、最新の国際分類では 436 種類にも分類されています。一つひとつが何万人に 1 人という珍しい疾患ばかりのため、生まれる前の診断などとても困難とされてきました。実際に、胎児骨系統疾患フォーラムの 10 年間以上の取り組みによって、多くの新しい知見とともに出生前診断も進みましたが、出生前診断は残念ながら、赤ちゃんの予後の改善にはつながりませんでした。このように「出生前診断」と「出生児予後」を厳密に定義して検討したところ、近年に特効薬が開発された疾患など特殊な例外を除くと、「出生児の予後」を改善したのかという問いへの答えは否定的でした。

しかし、骨系統疾患の出生後の医療においても、「1965 年頃にはまったく治すことができなかったこれらの疾患（骨系統疾患）が、約 40 年後には多くの疾患が治療することができるようになり」[1)]とあるように、ある疾患が認識されて診断されるようになってから、それが予後の改善につながるまでにはある一定の時間を必要とします。私たちの扱う胎児骨系統疾患も、もしかするとこれから 40 年後には多くが助かるようになるのみならず、児の QOL も大きく改善していくことを期待しないわけにはいきません。

私たちには、正確な出生前診断が出生後の治療や管理に結び付き、赤ちゃんの予後の改善につながるという期待があります。それは長期的には正しいでしょうが、短期的に見れば、その過渡期ともいえる現在には、さまざまなことが起こっています。たとえば、出生前診断の進歩によって、人工妊娠中絶が選択されることになったり、出生直後の赤ちゃんの積極的治療は行わず看取りのケアをするといったことが一過性に増加するかもしれません。この問題に答えるためには、どのような出生前診断が新生児予後の改善にどうつながったか、あるいはつながらなかったかを、丁寧に検討していく必要があるかと思います。

「予後の改善」の意味の問い直し

「出生前診断は出生児の予後の改善につながったか？」の問い自体の意味をもう少し吟味してみます。この問いは、産科の立場から見ると少しだけ偏った質問である印象を受けます。その理由の 1 つは、私たちの産科医療では生まれた後の新生児だけが対象となるわけではなく、妊産婦と胎児の両方を扱っていることです。「出生前診断」は「出生児予後」を改善する以前に、妊産婦およびそのパートナーに対するケアに大きく貢献しています。いや、貢献するような出生前診断や周産期管理であることが望まれます。

もう 1 つの理由としては、胎児医療の現場では生命そのものと向かい合うことが多く、周産期における死をしばしば経験することです。しかし、これまではカップルのみならず医療者自身においても、ともすれば「死」からは目をそむけがちでした。周産期における死、すなわち胎児死亡、死産、新生児死亡を、どうしても避けることができない状況となり、実際にそれが起こった場合、あるいはそれが予想される場合に、カップルや近親者のケアをどのように行っていくかが今日では重要な意味をもっています。成人におけるがん末期の緩和ケアや看取りの問題はきわめて一般的ですが、周産期の分野ではまだまだこれからの課題です。

妊産婦本人とそのパートナーは、事前によく説明を受けて相談し、その上で死産、あるいは新生児死亡の後のケアの内容を決めることになります。私たち医療者は、事前にケアの内容を十分に検討して標準化することを目指しています。このことは、ケアがある個人やある状況における特別なテクニックにとどまらないように、どの医療者でも対応が可能となるようにするために必要です。そして、こういった特別なケアは、チーム医療として行われます。なぜならば、カップルに対する最大限の心遣い、配慮といった面があるのと同時に、医療スタッフ自身が疲弊し、バーンアウトしてしまわないようにするためでもあります。

「出生前診断は出生児の予後の改善につながったか？」ということですが、赤ちゃんのみならずカップルにも配慮して医療を行うとすれば、人工妊娠中絶という選択肢がなくなった妊娠22週以降の羊水検査もそれに当てはまります。もちろん妊娠22週以降は中絶という選択肢はありませんが、それでも二人の意思を最大限に尊重しながら、胎児の染色体異常の有無を明らかにすることによって、出生直後の赤ちゃんの管理をよく考え、相談して決めていくためです。

もちろんそれは、狭い意味で赤ちゃんの予後の改善にはなりません。むしろ看取りや積極的治療の回避によって、見かけ上の予後の数字は悪くなるかもしれません。羊水検査やNIPTが「出生児予後の改善」につながることは基本的にはないのですが、**カップルにとっては、選択やケアの質といった面で、満足度あるいは納得度の向上が期待できる**のではないでしょうか。

第7章

1

周産期医療の中の出生前診断

2. 出生前診断は周産期医療をどのように変えたか

● 妊娠中期中絶再論

これまでタブー視されてきたきらいがありますが、出生前診断が原因となって起こる妊娠中期の人工妊娠中絶の問題をもう一度考えます。選択的中絶によってある先天性の難病の発症頻度を減らすこと自体は、「出生児予後を改善する」とは言い難いのはすでに述べたとおりです。選択的中絶そのものに対する反発もあるかもしれません。これは医学的な数字の問題ではなく、その個体の存続そのものを問うことになりますので、哲学的や倫理学的な議論に近づくかもしれません。

出生前診断を倫理的な立場から難ずるとすれば、それは選択的中絶といういわゆる「命の選別」を非とするからでしょう。しかし、あるカップルが上の子を生まれつきの難病で早くに亡くし、あるいは今もなお介護などで苦労しているときに、次の妊娠で同じ疾患の再発を望まないために出生前胎児遺伝子検査を希望することについてはどうでしょうか。その希望を認めようという方は多いでしょう。たとえ生まれることができたとしても、壮絶な生と死が待ち受けているという現実に、カップルは断腸の思いで中絶を決めることになります。その思いを簡単に否定できる医療者は少ないと思います。

周産期臨床の現場で働いている私たちが、全てにわたって原則論、すなわちこういった選択的中絶は絶対に認められないとか、反対に予後不良の先天異常はなるべく多く見つけて中絶するべし、といった立場を最後まで守り抜くことは難しいだろうと思います。**妊婦本人、あるいはパートナーの意向を最大限尊重することとして、それぞれのケースで考えていかなければなりません**。当たり前のことですが、目の前の一人ひとりの妊産婦と胎児・新生児に向かい合い、さまざまな話し合いを繰り返しながら方向性を決めていく、としか言いようがありません。その中で選択的中絶という選択肢が出てきたときも、それをタブーとすることはないでしょう。

● 出生前診断のこれから

先にも例に挙げた骨系統疾患の1つである低ホスファターゼ症は、アルカリホスファターゼという酵素の先天的欠乏により、骨化不全や筋力低下、呼吸障害、痙攣などの症状を起こす遺伝子病です。その中でも、胎児のときにすでに発病する周産期型といわれるタイプや、出生後すぐに発病する乳児型といわれるタイプは、かつてはとても生命予後が悪い疾患でした。

ところが、2015年から遺伝子組み換えによる酵素補充製剤アスホターゼアルファが使えるようになり、この疾患をもつ赤ちゃんの予後改善に奏効することが分かりました。これまで生まれて数日ないしは数週間、死を待つしかなかった周産期型低ホスファターゼ症の赤ちゃんも、出生直後からの酵素補充療法により命を助けられるようになったのはもちろん、その後の正常発達も期待できるようになりました。

しかし、酵素補充療法の効果を得るためには、生まれてからの診断ではすでに遅く、妊娠中に正しく診断し、インフォームド・コンセントをあらかじめとっておき、出生直後から治療できるように準備する必要があります。出生前診断を行わなければならない産科医の役割が、決定的に重要になりました。もちろん特殊な領域の一部の疾患に対する治療薬の導入というささやかな進歩なのかもしれませんが、これまで確実に失われていた年間数十人の新生児や乳児の命を助けられるようになったのは、むしろ大きな進歩ではないでしょうか。出生前診断の未来の1つの象徴といえそうです。

● 出生前診断から胎児治療へ

生まれる前の子宮内の胎児に治療を行う「胎児治療」のためにも、出生前診断はとても重要です。双胎間輸血症候群に対する胎児手術（胎児鏡下胎盤吻合血管レーザー凝固術）の有効性はすでに確固たるものとなっていますが、疾患の診断と手術の適応を決めるための出生前診断の重要性はいうまでもありません。また、二分脊椎という疾患に対する胎児手術の有効性も証明されており、近い将来、国内でも始まることになりそうです。そのため、二分脊椎の早期からの出生前診断が望まれています。

しかし、二分脊椎の出生前診断に対して、一部にはいまだに心理的な抵抗感があります。それは、出生前診断イコール選択的中絶のイメージが強いため、生命予後は悪くないこの疾患の出生前診断には、今なお反対する人が多いのです。欧米では、妊娠中期に系統的なスクリーニングが行われ、そこで発見された二分脊椎の胎児の半ばは確かに中絶されますが、残りは胎児手術を受けることになります。見つかったら必ず胎児治療を受けなければならないとまでは私も考えていません。日本でも妊娠中絶を選択する妊婦さんは少なくないでしょうが、それは個人の自由と自律性を尊重するかぎりは甘受しなければならないことです。私たち医療者と妊婦さん、家族との真摯な話し合いの結果、最終的に本人たちが選ぶことになります。出生前診断とは本質的にそういうものなのです。

出生前診断は、赤ちゃんの予後を良くすること、さらに子どものQOLを高めることを目指すのは当然のことです。それぞれの人間の尊厳と自己決定を尊重するかぎり、妊娠中絶の選択は起こり得ることですが、私たち産科医は出生前診断を進め、一人でも多くの児の命を助け、その予後の改善を目指す、その志だけは忘れずにいたいと思います。

引用・参考文献

1) 清野佳紀監修．大薗恵一ほか編．改訂版 骨の病気と付き合うには：本人と家族のために．東京，メディカルレビュー社，2010，2．

2 新しい出生前診断

1．NIPTの将来

現在のところ、国内ではNIPTを受けるための適応として、高齢（35歳以上）、上の子どもの染色体疾患の既往、超音波検査や母体血清マーカー試験での何らかの異常という3つが決められています。また、検査の対象疾患は13トリソミー、18トリソミー、21トリソミーの3つの染色体疾患のみであり、これらは2013年の検査開始以来変わっていません。しかし、国外においては35歳以上という年齢の制限もなくなり、検査対象疾患もどんどん拡大しています。

2015年にアメリカではこれらの検査の適応基準が廃止され、希望する妊婦は誰でも検査が受けられるようになりました。現在のアメリカ産科婦人科学会（American College of Obstetricians and Gynecologists；ACOG）の推奨をまとめると以下のようになります。

①全ての妊婦にNIPTについての情報を提供すべきである。

②ローリスクの妊婦に最もふさわしいスクリーニング法は依然、従来行われてきた方法であるが、希望する妊婦にはNIPTについてよく説明した上で検査を行う。

③セルフリーDNAを用いたNIPTの結果のみから最終的な意思決定は行わない。

④超音波検査で何らかの構造的な異常があるときは、NIPTではなく確定的検査を行うことが望ましい。

検査対象疾患については、世界的には全染色体が対象となっており、染色体の数的異常のみならず、染色体の微小欠失といった構造異常が分かるようになっています。現在では7MB（700万塩基対）以上の大きさの重複や欠失が分かるといいます。国内では社会的議論がなかなかそこまで進んでいないために、検査対象疾患の拡大については見送られていますが、近い将来に適応拡大がなされていくことでしょう。

2．胎児単一遺伝子病スクリーニング

医学的知見とテクノロジーの進歩は、次々と新しい検査法を生み出しており、「新型」出生前診断も世界的に見るとすでに「旧型」になりつつあります。母体血による胎児単一遺伝子病（single gene disorders）のスクリーニングは、国外ではすでに実用化されて検査が始まっており、国内においてもこの数年以内には開始される予定です。p. 15でも説明しましたが、単一遺伝子病とは、ある1つの遺伝子の変化（塩基の欠失や置換、挿入などの変化）により発症

する疾患の総称です。たとえば、先天代謝異常や神経筋疾患、骨系統疾患のほとんどは単一遺伝子病となります。こういった胎児の遺伝子変化を母体血により診断します。

母体に存在しないはずの遺伝子変化を母体血漿中に見つけることができれば、それは胎児由来ということになります。母体血漿中に含まれるセルフリーDNAをPCR法で増幅し、母体がもたないはずの遺伝子変化を見つけることにより、カップルとも正常でありながら、突然変異で胎児に発症する疾患を診断することができます。母体血漿中の胎児由来のセルフリーDNAによる単一遺伝子の変化の解析は、高速度で遺伝子配列を読み取る次世代シークエンシング技術と大量の塩基配列データを効率よく解析するアルゴリズムの開発によって可能となったものです。

たとえば、現在、ヨーロッパで施行されている単一遺伝子病スクリーニングテストは、胎児の骨形成不全症、神経筋疾患、奇形症候群などを引き起こす25の遺伝子の変化をチェックし、あわせて44の遺伝子疾患を対象としています。この中で、レット症候群はX連鎖性の疾患ですが、残りの43の疾患はいずれも常染色体優性遺伝の遺伝形式をとります。生まれた後の予後が良くない疾患が多いのですが、いずれも親から受け継いだ遺伝子変化ではなく、新たに生じた突然変異による疾患です。

従来のNIPTにおいて、遺伝カウンセリングの重要性が強調されてきましたが、もしこの検査を行うとすると、遺伝カウンセリングの重要性はさらにそれ以上になります。あくまでもスクリーニング検査ですから、単一遺伝子病が陽性となったときは、確定検査として出生前の羊水穿刺や絨毛検査、ないしは出生後に採取される臍帯血などで結果を確認する必要があります。本検査施行の適応は、パートナーの高齢のほかに、超音波検査で単一遺伝子病が疑われる所見が見つかったときや、本人が特に不安を感じて検査を希望するときなどが予想されますが、中でもとくに超音波検査などで該当疾患が疑われるときに行われるのが理にかなっているもしれません。

3．保因者（キャリア）スクリーニング

カップルのいずれもが何らかの常染色体劣性遺伝疾患の保因者であるときは、25％の確率で罹患児（ホモ接合の発症者）が生まれます。一般的には、そのような罹患児が生まれてはじめて両親二人とも保因者であることを知るのですが、こういった疾患の一つひとつはきわめてまれで、かつしばしばきわめて重篤であることが知られています。そのため疾患の確定診断がつくまでに、次の子を妊娠分娩していることもあり、同じ遺伝性疾患に罹患している可能性もあります。

常染色体劣性遺伝形式をとる疾患は、全部合わせるとおそらく1,000〜2,000種類にもおよぶ

といわれていますが、一つひとつの病気は何千人、何万人、ときには何十万人に一人というまれな頻度で発症します。病気の遺伝子の保因者は基本的に健康ですから、そういった病気の子どもはまったく突然生まれてくるようにみえます。しかし、ヒトはだれでも10個程度の病的遺伝子をもっている（ヘテロ接合の保因者である）ため、**どんなカップルでも同じように重篤な遺伝性疾患の子どもが生まれる可能性がある**のです。

保因者（キャリア）スクリーニングとは、こういったホモ接合になることで発症する多数の疾患遺伝子をチェックし、その人がヘテロ接合保因者ではないかを調べる検査です。カップルの両方が同じ疾患の保因者と判明したときは、そのリスクに対してどのような選択が可能になるかの遺伝カウンセリングが提供されることになります。通常、女性が妊娠する前に保因者であるかをスクリーニングする検査ですから、いわゆる「出生前診断」にはあたりませんが、仮に両方とも保因者であることがわかれば、出生前遺伝子検査が想定されることが一般的です。したがって、この保因者スクリーニングテストも広い意味での出生前診断の１つとしてとらえてもいいかもしれません。

この保因者スクリーニングはとくに欧米では長い歴史があって、広く受け入れられてきました。たとえばヨーロッパ系ユダヤ人（アシュケナージ）やフランス系カナダ人の集団では、テイ・サックス病の発生頻度がきわめて高いことが知られています。そこで以前より保因者スクリーニングを積極的に行うことによって、そういった予後不良の病気の発生数が近年では大幅に減少しました。同様の例では、アシュケナージのそのほかの遺伝形質である嚢胞性線維症やカナバン病、地中海やアジア系由来の人に対するサラセミアなどが挙げられます。日本人に多い予後不良な病気もいくつかあり、保因者スクリーニングによって同じようにリスクを推定することが可能です。

ゲノム技術の進歩により、今日では個人の数百種類の疾患遺伝子をスクリーニングすることが可能となっています。これを「ユニバーサル保因者スクリーニング」ということがあり、こういったパネル検査がすでに欧米では商業的に提供されています。この検査で見つかる疾患の中にはきわめて重篤なものからそうでないものまで網羅されていて、重篤であるが成人発症の疾患があったり、あるいは病的な意義がはっきりしないものが含まれていたりするため、さまざまな議論を引き起こしています。仮にカップルの両方が同じ疾患の遺伝子をもっていることが分かったときは、遺伝カウンセリングはかなり慎重に行わなければなりません。

実際にこのような場合、カップルの選択肢として考えられるのは、①そのまま妊娠し子どもを産み、仮に病気の子どもでも受け入れていくこと、②子どもをつくることを断念すること、③非配偶者間人工授精や卵子提供による妊娠を目指すこと、④出生前診断ないしは着床前診断を行うこと、などが挙げられるでしょう。おそらく出生前遺伝子診断、あるいは日本ではまだ一部でしか行われていない着床前診断が選択されることが多くなると予想されます。

この保因者スクリーニングプログラムは、NIPTの次に国内に大々的に導入される遺伝子検査ではないかと目されています。しかしこの検査にはさまざまな問題を含んでいます。そもそも何らかの遺伝病の「保因者」と判明した場合には特別な配慮が必要なことは、第3章4の「『保因者』についての理解と誤解」（p. 58）で詳しく説明したとおりです。また個人の遺伝情報が明らかになれば、さまざまな差別を誘発するおそれがあるため、就職や生命保険加入などで差別的な取り扱いがなされないような仕組みが必要です。**法律による規制など、社会としての取り組みも重要と考えられ、さらなる社会的議論が必要です**。

memo

3 出生前診断の発展と普及による深刻なジレンマ

1．当事者の最終的な決断を尊重すること

生殖技術の急速な進歩により、さまざまな出生前診断が開発されてきました。しかし、単に新しい検査が利用可能となるだけでなく、その技術自体が妊娠のあり方や子どもをもつということの意味に深刻な影響を与えています。出生前診断自体は胎児を診断する意味に過ぎませんが、診断後の治療、すなわち胎児治療は、まだこれからの発展を待たねばならない段階です。つまり、女性は出生前診断の後に産む選択をしても、人工妊娠中絶の選択をしても、非常に深刻な状況を迎えざるを得ません。出生前診断の発展と普及はますますそういったジレンマを女性や家族に、そしてそれをケアする医療者に与えることになります。

胎児の疾患を告げられた女性やパートナーの選択はさまざまです。医療者は、そのさまざまな選択に対して、自らもつ価値観や倫理観は取りあえず棚上げにして、当事者のその選択を尊重し支えなければならないことになっています。命に対する自分の思いをよそに選択的中絶を選んだ女性に寄り添い、妊娠中期の人工妊娠中絶の介助を行うことに抵抗を感じる医療者がいるのは当然だろうと思います。これは本当に深刻な問題です。全国の周産期医療の現場では、このことが原因で意欲的な医療者が毎年何人もバーンアウトして辞めていく実態があります。私たちはこの問題をどのように考え、どう折り合いをつけていったらよいのでしょうか？

これを個々の自己決定の問題であると完全に見なして、人は人、自分は自分と認め合うことは１つの方法です。つまるところ、選択的中絶を人間のエゴイズムとして認め、深いところで受け入れる、言ってしまえば割り切ることができるかです。医療者が個人的正義感や倫理観を押し付けることは禁忌であり、いろいろな選択があるのだという一種の諦念とともに、当事者の最終的な決断を尊重しなければならないのです。このときの当事者とのやりとりは、一種のリスクコミュニケーションという意識で行うべきでしょう。すなわち、女性が陥りがちなピットフォールを明らかにし、そこに適切な情報を提供して、より妥当な意思決定とその後の支援を行うものです。

どんなときも、相手の心情や懸念などをよく理解する必要があります。１つの価値観でものごとや方針を決めて押し付けるのは正しくないでしょう。ですから、それぞれの価値観を尊重し、配慮してコミュニケーションをとることになりますが、もちろん医療者自身にも信念や感情があって、それが医療上の決定やケアの仕方に影響を与えるのは悪いことではありません。

自分がそのような感情や深淵、信条をもっていること対して自覚的であればいいのです。自分がそういう感情をもっていることに気付かず、それを正義にしてしまうと、それは医学ではなくイデオロギーになってしまいます。**自分の価値観と相手の価値観の両方を大事にできるのであれば、選択的中絶の決断をも認め、その介助もできるのではないでしょうか**。

2．医療における良心的拒否

しかし、それでもなお人の中絶の選択に強い違和感をもたざるを得ず、その介助やケアはなおさら受け入れることができないときはどうしたらよいでしょうか。とくに「命の選別」という考え方を追求してしまうと、この問題を妥協することはできなくなり、永遠のジレンマに陥ります。自らの倫理観に反した行為を行わなければならないときでも、主治医という立場で下した決定なのであれば何とか耐えられるかもしれませんが、医師ではない看護師や助産師にとっては、それがほかからの指示に基づいたものであれば、そのストレスは計り知れないものがあります。

そういったストレスが積み重なってバーンアウトし、離職を選ぶ人は実は珍しくありません。このジレンマに耐えられなくて仕事を続けられない、仕事を辞めざるを得ないくらいでしたら、組織の中ではっきりと拒絶の意思表示をする選択もあっていいかもしれません。医療者、特に助産師・看護師は、人工妊娠中絶のケアを拒否する自由があるのかという、いわゆる「医療の良心的拒否」と呼ばれる問題です。

世界人権宣言、人権と基本的自由の保護のための国際協定、および日本国憲法において、人には思想と良心と宗教の自由が認められており、その権利の行使において、ある行為に対して自己の良心的拒否を表明することができます。すなわち良心的拒否（conscientious objection）とは、宗教的、哲学的、思想的あるいは政治的な信条に基づいて、何らかの与えられた義務を拒否することを意味します。

最もよく知られた例としては、「良心的兵役拒否」が挙げられるでしょう。こういった兵役拒否以外に、動物実験に対する拒否、納税に対する拒否など、いろいろな良心的拒否が論じられてきました。そして、特定の医療に対して良心に基づいて拒否することが医療における良心的拒否です。ホメオパシー信奉者によるワクチン接種の拒否やユダヤ教信者による脳死判定拒否などが例に挙げられますが、日本ではエホバの証人による輸血拒否が有名かもしれません。

この「医療における良心的拒否」は、患者のみならず医療者についても認められるべきと論じられるようになっています。これは、宗教的自由と良心の自由という大原則より生まれてくる考え方ですが、特にアメリカにおいては、人工妊娠中絶に絡めて議論されてきました。法律が女性たちに妊娠中絶に関して自己決定の権利を認めているのと同じように、医療専門職にも自ら倫理的に正しいと考える行動をとる法的権利を定めています。これは、良心の権利（right of conscience；ROC）と呼ばれることもあります。

その一方で医療者は、自らの良心的に反する医療であっても、専門職として提供しなければならない義務が存在するという意見もあります。プロフェッショナルとして、良心的拒否はふさわしくないというものです。医療サービスは公的側面をもつことから、法的に可能な範囲の診療は、たとえそれが医療者自ら反対するものであるとしても提供するべきであり、また医療は専門職であることから、自己の利害は抑制すべきとする考え方です。兵役と異なり、医療サービスには良心的拒否は馴染まないと主張されることもあります。

日本では、上記のような「医療における良心的拒否」が公に論じられたことはこれまでほとんどありません。助産師における応召義務は、「助産又は妊婦、じよく婦若しくは新生児の保健指導の求めがあつた場合」（保健師助産師看護師法第 39 条）です。文面を読む限りでは、人工妊娠中絶の介助については義務とはなりませんが、それでも専門職として求められた女性のケアを自由に拒否できないと解されています。看護師は、「厚生労働大臣の免許を受けて、傷病者若しくはじよく婦に対する療養上の世話又は診療の補助を行うことを業とする者」とされています（保健師助産師看護師法第 5 条）が、過去の判例を見ると、医師の指示が非常識なものだった場合には看護師は意見を述べ、場合によっては拒否する義務があるとされています。しかし、それは自己の良心に基づく医療拒否とは少し違うものです。

実際の医療の現場を見ると、たとえばキリスト教系の病院では、産婦人科が人工妊娠中絶を一切取り扱わないといった状況はときどき見聞きします。一定の医療行為について良心的拒否を認めていない日本においても、宗教的信念あるいは病院の理念に基づく医療の良心的拒否は行われており、そうした行為が慣例的に認められてきたという状況は存在します。良心に反する医療の提供が高いストレスになることは明らかなので、このような問題自体に対して何らかの実際的な取り組みは必要とされていると考えられます。

全ての診療行為には患者の同意が必要であり、同意なしに診療を行ってはならないのは当然のことです。これは、倫理学的には「自己決定権の尊重」に基づくものであり、この原理の最大限の尊重なしには今日の医療は存在し得ません。ところで、この「自己決定権」は患者のみならず医療者にも適用されるとすればどうなるでしょうか？ たとえば、人工妊娠中絶について、社会が女性に妊娠中絶に関して自己決定によって選択できると認めているならば、医療専門職にも自ら倫理的に正しいと考える行動をとる権利があるはずです。

理性的とはいえない理由による人工妊娠中絶に関して、職業的良心あるいは個人的良心に照らして受け入れ難いと医療者が表明したときは、病院組織としてどこまで命令、指示が可能かという問題が出てきます。「自己決定による人工妊娠中絶を全て受け入れる」という原則を全ての医療者は受け入れなければならないという義務がないかぎり、医療組織による命令によって強制するのは適切でないと判断されます。当該患者の担当を外すことを考慮したり、患者をほかの医療機関へ転送したりすることが望まれます。

医療者の良心的拒否は、「良心」の本質がどの程度の真摯さ、誠実性をもっているかということで評価する必要があるでしょうが、それは結局のところ、専門職としての常日頃の行動によって類型的に判断するというのが現実的です。これから、「良心に基づく拒否の権利」を具体的にどのように保障していくかの検討は絶対に必要です。自己の良心的拒否を表明した者は、特定の医療行為に結び付いた診療やケアに直接参加しないで済むことが保証されるべきでしょう。もちろんこの良心的拒否の表明は、いつでも撤回することができます。病院側は、特定の医療行為への良心的拒否ができるという権利を周知させる義務がありますし、特に重要なのは、いかなる者も特定の医療行為の実行を拒否したことによって不利益や差別待遇を被らないと保証することではないかと思います。

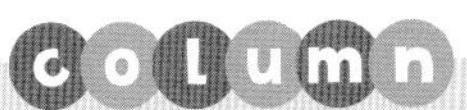

「医療の良心的拒否」についての欧米での現状

人工妊娠中絶について社会的に大きな反発が見られない日本と違って、宗教的反対勢力が強い欧米では、「良心に基づく医療拒否」は主に人工妊娠中絶に反対する思想と結び付けられ活発な議論がなされています。

アメリカでは1970年代以降、主に「中絶」に対する良心的拒否が連邦法として認められています[1)]。1970年代のChurch Amendments、1996年の公衆衛生法(Public Health Service Act）第245節、2000年代に入ってからのWeldon Amendmentなどです。この中でChurch Amendmentsは、公的資金を受けている医療機関でも中絶に対する良心的拒否を認めています。Weldon Amendmentでは、強姦や近親相姦、医学的緊急事態の場合においてさえ良心の権利を保護しています。これらの法律は、中絶に反対する保守派の後押しで成立してきた要素が大きいようです。あるいは良心的拒否の権利を保護することによって、多様な宗教的・文化的背景をもつ人材が医療に携わることを可能にするという国の意図も感じられます。

一方、アメリカ産科婦人科学会が、医師のプロフェッションを良心的拒否の権利保護の各州法律の上に置く見解「生殖医療における良心的拒否の限界」を発表しています。ACOG Committee Opinion No.385（2007）では、生殖医療に関して医師が正確で偏りのない情報を提供し、ほかの医療者に紹介することは義務であるとしています。ACOGは専門家の団体として、たとえ自らの良心的に反する医療であっても提供するのが医療者の義務であるという見解です。

イギリスでは、「ヒトの受精・胎生法」によって人工妊娠中絶の要件が定められていますが、第４条では妊娠中絶への関わりに対する良心的拒否も認めています[2)]。同条は次のように述べています。「当条第（2）項によると、いかなる者も契約、法定またはそのほかの法的要件によるとにかかわらず、本人が良心的に反対しているこの法律が認可しているいかなる治療にも参加する義務はないものとする」。ただし第2項において、「当条第（1）項のいかなる規定も、生命を救うために必要な医療処置、または妊娠女性の身体的ないし精神的な健康を恒常的にかつ重大な損傷を防止するために必要な医療処置に参加する一切の義務に影響するものとしてはならない」とあります。すなわち、医療者は良心に基づいて人工妊娠中絶に関するケアをたとえ免れても、出血、心拍停止、子癇発作などの緊急事態の場合にはケアに当たる義務があります。

イギリス助産師会（The Royal College of Midwives；RCM）は、"Conscience Objection（良心的拒否）"についてポジションペーパー（方針説明書）[3]を出していますが、特に人工妊娠中絶に対する助産師の良心的拒否の権利を擁護しながら、同時に専門職としての義務の兼ね合いに苦慮しているのが見て取れます。これは上記のACOGと同様の態度です。「良心的拒否とは人工妊娠中絶の処置への直接の関与のみを対象とする。すなわち全ての助産師は、産科診療における人工妊娠中絶の前、最中、後のケアについては受け入れなければならない」と勧告しています。

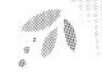

引用・参考文献

1）加藤穣．アメリカの医療者による良心的拒否に関する最近の議論と考察：「医療提供者の良心に関する規則」をめぐって．医療・生命と倫理・社会．10，2011，95-108．
2）シャーリー・R・ジョーンズ．母と子の生命倫理：6つの看護事例研究．久米美代子監訳．東京，EDIXi出版部，2006，238p．
3）The Royal College of Midwives. Position Statement Abortion. 2016. https://www.rcm.org.uk/media/2296/abortion-statement.pdf(2021年1月12日閲覧)

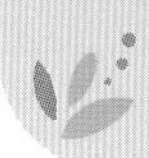

おわりに

このように本が出来上がってみれば、これまでにないユニークな内容になりました。一般の方に向けては『出生前診断の現場から－専門医が考える「命の選択」』（集英社新書）を上梓しましたが、良い意味でも悪い意味でも、医療者に向けて出生前診断と選択的中絶を正面から取り上げ解説した本はこれまでになかったと思います。出生前診断によって、赤ちゃんの生まれつきの疾患が分かって選択的中絶を選んだ女性の思いは、死産や新生児死亡となった女性とはまた少し違います。しかし、その悲嘆は１つであり、誰でも変わりはないという考えによって本書は書かれています。

本書は、出生前診断と選択的中絶に直面するであろう産科病棟のスタッフと若手の医師を対象としています。中絶を決めるまでの女性の苦悩と分娩の苦しみ、死産後の絶望、そしてその後の悲嘆といった過程にどのように関わればよいのか、どんな言葉を掛けたらよいのか、そしてどう支えていけばよいのか、全ての医療者もまた悩み苦しみます。そういった中で、さまざまな経験を積むことにより、何かを見つけてケアに生かしている医療者もいます。

そういったこれまでの経験を、少しでも形としてまとめることができれば、若い人たちがそれを参考にし、さらに何かを付け加えることによって、また良いものにしていくことが可能となるかもしれません。これまで個々の医療者の経験の内にとどまっていたものを、いわばノウハウのようなものにまとめられれば、先達から後進に伝えることもできますし、皆でディスカッションしながら、さらにより良いものに変えていくこともできるでしょう。本書が、そのための最初の一歩になれば幸いに思います。

NIPTをはじめとしたいくつかの出生前検査は、遺伝医療の専門施設で行われることが一般的です。そこで、臨床遺伝専門医や認定遺伝カウンセラーより、出生前診断についての十分な説明と遺伝カウンセリングを受けます。選択的中絶を行った女性からは、出生前検査と遺伝カウンセリングを行った施設で、そのまま中期中絶の処置やその後のケアまで一貫してやってほしいという希望が聞かれますが、現状はなかなかそうなってはいません。故あって中期中絶せざるを得ない方、出生前診断で中期中絶を選んだ方も、ごく当たり前の医療が受けられるべきではないでしょうか。今後の課題として、多くの人に考えていただければと思っています。

そして、出生前診断によって選択的中絶を受けた後、人知れず悩み苦しんでいる方には、診断を受けたときの遺伝専門医や遺伝カウンセラーにご相談されることをお勧めします。出生前診断の仕事は、中期中絶という処置も含み産後の心身のフォローまでの全てです。

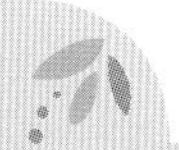
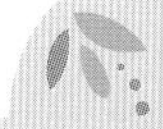

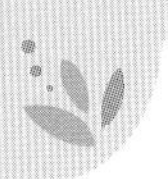
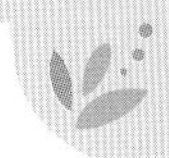

遠慮することはまったくありません。

今、この瞬間も自分を責めて苦しんでいる方は、遺伝カウンセラーに自分の中の全てを吐き出してみませんか。ないことにしようとしても、それは決して消えることはありません。勇気を出して、痛みにもう一度相対すれば、時間はかかりますが、少しずつそれは薄らいでいくかもしれません。

本書は、私の単著の形をとっていますが、実際には多くの方のご協力をいただいています。第5章の傍子宮頸管ブロックについては、宇津正二先生（聖隷三方原病院）からいくつかのご教示をいただきました。第6章3「ケアの取り組みの1つの例」では、当院（宮城県立こども病院）の産科病棟のスタッフに何度か書き直していただきました。この場をお借りして、あらためて感謝いたします。また、「おなかの赤ちゃんに病気があったときの上のお子さんへの伝えかた」のファイルの公開を許可していただいた当院認定遺伝カウンセラーの小川真紀さんにもお礼申し上げます。

そして、出生前診断を受けて児が21トリソミーと分かり、選択的中絶を選んだ一人の女性の手記を第6章に引用させていただきました。この女性を仮にAさんとします。比較的軽い気持ちで受けたNIPTによって、Aさんがどのような経験をしたか、どんな思いを抱え、そしてNIPTがその後の人生をどう変えてしまったのか、出生前診断に関わる医療者には、ぜひこの体験記を読んでいただきたいと願っています。これまでのつらさや苦しさを言葉にする作業は、さぞ苦しかったことと想像しますが、その手記をここで公表するお許しをいただけたことに心よりお礼申し上げます。

最後に、最近、とくに問題だと感じるのは、ちまたで増えているNIPT無認可の医療施設です。女性の知る権利を尊重すると宣伝して、事前カウンセリングもなしに簡単に検査を行い、その後は臨床遺伝専門医療施設に丸投げします。無認可施設に加担している医者は、検査して陽性になった妊婦さんが、その後どんな思いをし、どのようになっていくか一度でも想像したことがあるのでしょうか？ 出生前診断には、きちんとした遺伝カウンセリングとフォローが絶対に不可欠です。こういった「ビジネス」だけは、絶対にやめていただければと願うとともに、出生前診断を受けるか悩み、実際に検査を受け予想外の結果に迷い苦しんでいる女性に、いつも私たちがそばにいることを伝えたいと思います。

2021年2月

室月　淳

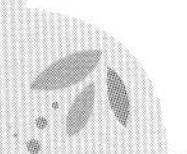

Index

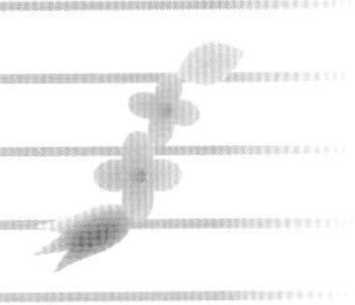

欧文・数字

13 トリソミー … 24、27、28
18 トリソミー ……… 24、27
21 トリソミー …………… 24
ACOG …………………… 130
conscientious objection… 135
CPM ……………………… 44
CVS (chorionic villus sampling) ………………… 43
DNA (deoxyribonucleic acid) ………………………… 8
D&C 法 …………………… 82
fetal palliative care …… 70
first trimester …………… 33
first trimester anomaly scan …………………………… 34
FTS (first trimester screening) ……………… 33
G バンド法 ……………… 36
ICRP ……………………… 22
MVA 法 …………………… 82
NGS (next generation DNA sequencer) ……………… 38
NIPT (non-invasive prenatal genetic testing) ……… 30、38、130
NT (nuchal translucency) …………………………… 30
placentocentesis ……… 43
RCM ……………………… 138
ROC (right of conscience) …………………………… 136
single gene disorders … 130
TORCH …………………… 22
X 染色体 ……………… 11、19
X 連鎖遺伝 …………… 16、18
Y 染色体 ……………… 11、19

あ

アナフィラキシーショック… 87

い

遺伝子診断……… 35、60、62
遺伝リテラシー…………… 63
陰性的中率………………… 39
イントロン………………… 10
インフォームド・コンセント ……………………… 52、54
インフォームドチョイス… 20

う

うつ………………………… 25

え

エクソン…………………… 10
エドワーズ症候群………… 27

お

横隔膜ヘルニア…………… 34
オスカー検査……………… 42
悪露………………………… 89

か

過強陣痛…………………… 87
関節拘縮…………………… 27
感度………………… 38、39

き

偽陰性……………………… 41
逆位………………………… 14
キャリア…………………… 58
偽陽性……………………… 41
巨大膀胱…………………… 34
均衡型相互転座……… 15、58
均衡型転座保因者………… 15

く

クアッドスクリーン……… 43
クアトロテスト……… 33、43
屈折異常…………………… 25

け

頸管裂傷…………………… 85
血液凝固障害……………… 59
血清マーカー……………… 42
血友病 A ……… 18、19、59
ゲノム ……… 10、14、132
減数分裂…………………… 13

こ

口唇口蓋裂……… 15、27、34
酵素補充療法……………… 128
呼吸障害…………………… 27
骨系統疾患…………34、125
コンバインド検査………… 33

さ

催奇形因子………………… 12
臍帯ヘルニア……………… 34
サイトメガロウイルス…… 22
鎖肛………………………… 25
産褥骨盤内感染症………… 92
産褥熱……………………… 92
産褥敗血症………………… 92

し

シークエンサー…………… 38
子宮内感染………………… 85
子宮付属器炎……………… 92
斜視………………………… 25
十二指腸閉鎖……………… 25
絨毛検査…… 17、35、39、43
出生前胎児遺伝子検査 ………………………17、127
手動真空吸引法…………… 82
常位胎盤早期剥離………… 92
常染色体優性遺伝 ……………… 16、58、131
常染色体劣性遺伝……17、131
食道閉鎖…………………… 25

心室中隔欠損症…………… 25
浸透率………………… 16、58

せ

性染色体……………… 11、19
生命倫理……………… 56、75
セルフリーDNA ……38、130
染色体の不分離…………… 13
全前脳胞症……… 27、28、34
先天性サイトメガロウイルス感染症………………………… 23
先天性心疾患…… 15、26、33
先天代謝異常…… 17、33、35

そ

相互転座…………………… 14
双胎間輸血症候群………… 128

た

胎児緩和ケア……………… 70
胎児鏡下胎盤吻合血管レーザー凝固術……………………… 128
胎児条項…………………… 81
胎児心拍数モニタリング… 30
胎児治療…………………… 128
胎児毒性…………………… 20
胎盤限局モザイク………… 44
多因子遺伝病………… 12、15
ダウン症候群……………… 24
タナトフォリック骨異形成症
…………………………… 17
単一遺伝子病
……… 12、15、130、131
単純ヘルペス……………… 22

ち

中耳炎……………………… 25

て

低ホスファターゼ症……… 125
デスカンファレンス……… 120
デュシェンヌ型筋ジストロフィー…………… 18、19、59
てんかん…………………… 25

転座………………………… 14

と

トキソプラズマ…………… 22
特異度……………… 38、39
ドプラ法…………………… 32
トリソミー………………… 13

な

軟骨無形成症……………… 16

に

二分脊椎………………34、128
妊娠初期胎児異常スキャン… 33
妊娠初期超音波スクリーニング
…………………………… 32

は

バースプラン……………… 108
バーンアウト……………… 118
パトー症候群……………… 28
判定保留…………………… 41

ひ

非指示的カウンセリング… 52
ビタミンD抵抗性くる病… 18
悲嘆のプロセス…… 106、115
ヒトゲノム……… 10、38、62

ふ

ファーストスクリーン検査
…………………………… 42
風疹………………………… 22
フェニルケトン尿症……… 17
不均衡型相互転座…… 15、59
副腎白質ジストロフィー… 18
副鼻腔炎…………………… 25
プロチョイス………… 72、73
プロデス…………………… 74
プロライフ…………… 72、73

ほ

保因者………… 17、58、59
保因者スクリーニング…… 131

傍子宮頸管ブロック変法… 85
房室中隔欠損症…………… 25
放射線被曝………………… 21
母体血清マーカー検査
……………33、35、40、43
母体保護法…………… 71、80

ま

マターナルスクリーン検査
…………………………… 42

む

無症候性キャリア………… 58
無頭蓋症…………………… 34
無痛分娩………………89、109

め

免疫不全症………………… 17

も

網膜芽細胞腫……………… 16
モノソミー………………… 12

ゆ

ユニバーサル保因者スクリーニング………………………… 132

よ

羊水検査…………………… 35
陽性的中率………………… 39

り

リハビリテーション……… 26
リプロダクティブヘルス… 76
リプロダクティブライツ… 76
良心的拒否………… 135、137
良心の権利………………… 136

れ

レックリングハウゼン病… 16
レット症候群…………18、131

わ

和痛分娩…………………… 89

著者紹介

室月 淳　むろつき じゅん

宮城県立こども病院産科 部長

東北大学大学院医学系研究科先進成育医学講座胎児医学分野 教授

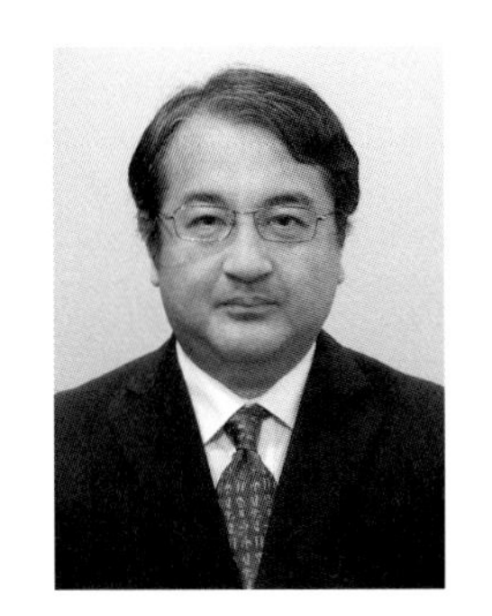

●略　歴

1986年　東北大学医学部 卒業

1989年　東北大学医学部産科婦人科学教室 入局

1993年　カナダ・ウェスタンオンタリオ大学ローソン研究所 留学

1996年　古川市立病院産婦人科 科長

1999年　東北大学医学部 助手

2000年　東北大学附属病院 講師

2002年　国立仙台病院産婦人科 医長

2004年　岩手医科大学医学部 講師

2007年　順天堂大学大学院環境医学研究所 研究員

2007年　東北大学病院 准教授

2009年　宮城県立こども病院産科 部長

2010年　東北大学大学院医学系研究科先進成育医学講座胎児医学分野 教授

●専門分野

周産期学、胎児診断・治療、人類遺伝学

●著　作

『出生前診断の現場から　専門医が考える「命の選択」』(単著：集英社、2020年刊行)

『妊娠初期超音波と新出生前診断』(編著：メジカルビュー社、2014年刊行)

『骨系統疾患 ― 出生前診断と周産期管理』(編著：メジカルビュー社、2011年刊行)　など

出生前診断と選択的中絶のケア
ー日常診療で妊婦・家族ときちんと向き合うための基本がわかる

2021年３月10日発行　第１版第１刷

著　者　室月 淳
発行者　長谷川 素美
発行所　株式会社メディカ出版
〒532-8588
大阪市淀川区宮原３－４－30
ニッセイ新大阪ビル16F
https://www.medica.co.jp/
編集担当　藤井亜実／里山圭子
編集協力　加藤明子
装　幀　フェイス 藤田修三
本文イラスト　K's Design
組　版　株式会社明昌堂
印刷・製本　株式会社シナノ パブリッシング プレス

ISBN978-4-8404-7521-1　　Printed and bound in Japan

当社出版物に関する各種お問い合わせ先（受付時間：平日９：00～17：00）
●編集内容については、編集局 06-6398-5048
●ご注文・不良品（乱丁・落丁）については、お客様センター 0120-276-591
●付属の CD-ROM、DVD、ダウンロードの動作不具合などについては、デジタル助っ人サービス 0120-276-592